わが「医」を得たり

ハイジャックから健康づくりまで

穂苅 正臣

Dr. MASAOMI HOKARI

はじめに

「健康は大切だ」とか、「元気に生きるにはどうするか」について、多くの人は語ります。ところが、食事や運動はどうすればいいかについて、知らない人が多く見られます。

病気になったらお医者さんが治してくれますが、健康の指導まではしてくれません。元気で生きるためには、食事も運動も、楽しく過ごすことだと思います。そして十分な休養を取ることです。これは人様がやってくれることではありません。自分自身でやらないと健康で元気に過ごすことはできないのです。

私は医者で、平成30年現在84歳になりますが、今のところ内科的な大きな病気をしたことはありません。時々、腰痛になるぐらいです。それは親から譲り受けた遺伝かもしれません。

タバコは50歳でやめましたが、そのほか特別神経質になって身体のことで気を付けてきたことはなく、ただ毎日の生活習慣については注意しているお陰かもしれません。

いままで勤務医として働き、決まった時間に起きて3度の食事をして、決まった時間に寝るという、ごく普通の生活をしてきました。

自分の辿って来た道を思い出してみますと、医者になりその後16年たって勤務医となり、そこで予防医学を学びました。そこから、社員に健康管理の道を進むように指導してきました。そのことが、ひとりでに自分のことを気づかうようにしてきたのかもしれません。

いまから20年ぐらい前、私の生まれ故郷である新潟県の糸魚川で「健やかに生きるために」という講話をしたことがあります。その時に話を聞いていた友人が突然訪ねてきて、その講話に使用したパンフレットを持ちだして、これを含めて全体を本にして出版しろ、と言われました。筆不精で手紙も友人に出せない私ですが、たっての頼みと言われて、つい引き受けてしまいました。

この本には、私の子供のころに育った糸魚川時代のこと、医学部時代のこと、日本航空時代での事件、事故やハイジャックのこと、三菱養和会スポーツクラブ時代のこと、さらにそこで話したことをまとめて「健やかに生きるために」という願いを込めて本書を書きました。

これからは、まちがいなく生活習慣病の高齢者が増えていきます。同じように病人が増えていきます。そのような現実を踏まえて、多くの人に読んでいただきたくて、書いてみました。この本がみなさんのお役にたてばうれしく思います。

わが「医」を得たり　目次

第3章　ハイジャック　77

第4章　高齢社会を生きる　149

第1章　故郷糸魚川

塩の道

私の郷里は、北陸の日本海に面した北アルプスの山並みと頸城《くびき》連峰の山々に囲まれた「糸魚川《いといがわ》」という小さな町です。冬は長くて暗い空の下で過ごします。冬の海はいつも荒れていました。それでも、春になると急に明るくなり、日差しも優しく、海も静かになります。

この町には、これといった産業はありません。海に面した西南の端には、有名な親不知《おやしらず》海岸があり、昔は北陸道もここで途切れ、旅人は海岸の波打ち際を歩いて渡るほかはなかったとのことです。一方の北東の端は、狭い海岸線に沿ったわずかな土地で上越市とつながっています。

この狭い土地に、能生《のう》川、早川、海川、姫川、青海《おうみ》川といった多くの清流が流れています。３０００m近い山が近接し、冬の雪解け水が多いことによるのでしょう。このように、糸魚川は周囲から隔離された地形とも言えますが、人情味が厚く自然にも恵まれていて、海の幸や山の幸も豊富です。

また糸魚川は、日本列島の地殻を二分するフォッサマグナの北端にあって、平成21年には、世界ジオパークネットワークによって、国内第1号の「世界ジオパーク」と認定されました。日本では、ほかに洞爺湖（北海道）、島原半島（長崎県）が同時に認定されています。

海岸線は、いまはもう防波堤の近くまで波が迫っていますが、私の小さかった頃には防波堤と浪打ち際との間には広い砂浜がありました。

私は、第2次世界大戦中は国民学校の生徒でしたが、夏の授業ではこの砂浜で全身を日焼けで真っ黒にしながら、自然浜塩田による塩づくりをしたことを思い出します。

私が、糸魚川に生まれたのは昭和9年のことでした。

糸魚川から長野県松本市まで「塩の道」として知られる古道が続いています。戦国時代、駿河の今川氏と相模の北条氏は、甲斐の武田信玄を倒すために太平洋岸からの「塩の道」（三州街道）を閉ざして「兵糧攻め」ならぬ「塩攻め」にしました。しかし越後の上杉謙信は、川中島の合戦の宿敵武田信玄の領民が塩不足で苦しんでいるのを知って見過ごすことができず、「戦いは弓箭にあり、米、塩にあらず」と言って、糸魚川の塩問屋に塩の道を通って塩を送らせた、と言われています。

さらに、上杉謙信の故事にかんがみ、「敵に塩を送る」という譬えにも使われているこの道ですが、実は戦国時代よりさらに歴史を遡り、はるか昔の縄文中期、弥生時代から、日本海沿岸部と日本列島内陸部とを結ぶ輸送路でもありました。

日本人は約2000年前の弥生時代から、米を主食にするようになりましたが、それに伴って塩が必要となり、生産地から消費地へ、あるいは海岸部から内陸部へと運ばれる塩の輸送路が自ずと生まれていきました。当時の糸魚川の男たちは、糸魚川街道とも松本街道とも呼ばれたこの道を通り、暑い夏の盛りも雪深き厳冬でも信州へ塩を運びました。

いつでもどこでも塩が手に入る現代と違って、その頃の塩のない生活は想像しがたいほど困窮の極みだったようです。

糸魚川の町の中心を、日本海の海岸線に沿うように走る旧北陸街道（加賀街道）があります。この道と直角に接して、信州方面に延びる「白馬通り」があって、通称「四つ角」と呼ばれる交差点が、「塩の道」の出発点だと言われています。現在も、そこには小さな石碑が建っています。「四つ角」に発した塩の道は、かつては鉄砲鍛冶が住んでいたという鉄砲町や上刈を過ぎると、姫川沿いの左岸を進み、原山、大野の川倉を経て悪路の中山峠に達します。

次の難所は、冬場に5ｍもの積雪となる大網峠で、これを越えた後は小谷村、白馬村を通り姫川の源流まで遡って長野県の大町にいたります。

「塩の道」は30里（約120㎞）ほどですが、いまでは世間から殆ど忘れ去られてしまい、枯葉に埋もれ草木が生い茂り、「けもの道」に立ち戻ってしまったところさえあって、歴史の匂いもすっかり消え失せています。以前は、この古道に立ち入って山菜取りをしたり、樹木を切り倒して炭を焼いたりする人の姿がありましたが、もはやその姿は見られません。

糸魚川の浜辺では、いまなお多くの海の幸が荷揚げされ、浜に続く町筋には海鮮問屋、旅館、茶屋、魚問屋などの商店や住宅が軒を連ね、往時をしのばせています。

美山《みやま》公園近くにある縄文中期の「長者ヶ原遺跡」からは、特殊な土偶や火焔型土器とともに「翡翠《ひすい》の工房跡」が発見されています。糸魚川海岸で拾われた翡翠原石から加工された大珠、勾玉、管玉とともに、「砂岩製砥石」も出土しています。

信州では、「千国街道」「糸魚川街道」「姫川街道」と呼ばれている「塩の道」の道筋に、縄文時代の遺跡がいくつか散在し、糸魚川で造られた玉類がそれらの遺跡から見つけ出されています。「塩の道」の終着地である長野県塩尻市にある縄文時代の「上木戸《うえきど》遺跡」からも、3個の翡翠の大珠が発掘されています。

ちなみに、塩尻市中部にある塩尻峠は太平洋からの「表塩」と日本海からの「裏塩」が互いに行き合って止まる終点だったので、こう呼ばれるようになったと言われています。

これはまさに南北結合の証を示す話ですが、糸魚川から内陸へと向かう翡翠とは逆の流れもありました。糸魚川市内の縄文遺跡から、黒曜石で造られた矢じりや加工途中の破片などが数多く出土しています。この黒曜石は、ほとんど和田峠産と見られています。

「塩の道」は「翡翠と黒曜石の道」でもあったのです。このことは4、5千年前すでに日本海側と太平洋側の人々の交流があったことを教えてくれます。この道を「ヒスイの道」と呼ぶ人も少なくありません。

イトヨと糸魚川

「イトヨ」という魚がいます。トゲウオ科の魚で、鱗の一種である鱗板《りんばん》が体側部に1列に並び、背びれに3本、おなかに1対のトゲを持っています。

イトヨには、遡河《そか》型と淡水型がありますが、糸魚川のイトヨは遡河型で、青森から糸魚川の間にいる、と言われています。海底に巣をつくり、雄は体長が10㎝ぐらい、雌は8㎝ぐらいです。淡水型は4から5㎝です。

雄は青みがかっていますが、牝は茶色でどちらかというと、雄のほうが美しいといえます。澄んだ水に棲むこの魚は、全国で数十ヶ所に見られるそうです。

糸魚川市の名前は、「イトヨ」に由来するとされる説があり、市章はイトヨをモチーフにしています。古代、近畿地方に住んでいた糸井造《みやつこ》の一族が、この地に来て開発した「糸井荘」に由来するとも言われています。

ほかにも、糸魚川市を流れている「姫川」は荒れ川で流れが早く、上流から土砂を押し流す「厭う川」が「糸魚川」に転じたとも言われ、糸魚川の地名起源については定説がありません。いずれにせよ、糸魚川市には「糸魚川」という川は存在しないのです。

「城の川」という川があります。近くの山から流れてきた川水は、糸魚川の町内に入ったあと、しばらく北陸本線と平行して流れ、糸魚川駅前で直角に曲がって日本海に向かいます。幅4、5mのきれいな川で、昔は両川岸に柳が植えられ、その枝葉が川面に垂れ下がり、なかなかの情感を漂わせていました。

糸魚川駅から日本海までは400m足らずですが、この城の川には小さな木製の橋が2つ、自動車が通れるコンクリート製の橋が3本かかっていました。私が中学校の生徒だった頃までは、この川にイトヨが棲んでいました。

厳しい冬が終わり、春となり雪解け水が流れだす頃になると、海に近いこの川の河口では子供たちが小さなガラスのかけらを川面に当て、小石の間に生える「も」を食べに来るイトヨを捕まえていました。

町の中心を流れる城の川は、雨が降るたびに溢水して家々に床下浸水をもたらしました。そこで昭和39年に川は蓋をされて暗渠となりました。以来、糸魚川ではイトヨの姿を全く見ることができなくなったのです。町の有志が、近くを流れる川にイトヨを棲ませようと試みましたが、この願いはかないませんでした。

この川には「源氏ぼたる」もいて、夏には川の両岸の草むらで幻想的な光を放っていました。暗渠となった今では、この光景も見られなくなったのです。

数年前、糸魚川の町を訪ねたさいに、「ほたる」に詳しいという農業組合長さんの話を聞きました。糸魚川の「源氏ぼたる」は3秒に1回、点滅するそうです。ところが、ここから北にいるほたるは4秒に1回で南の地方では2秒に1回の点滅だそうです。真偽のほどはわかりません。

古くから糸魚川に過ぎ足るものが3つある、と言われています。「豆腐」、「玄白」、「稚児の舞」です。糸魚川は水質が良くて、イトヨや源氏ぼたるがすんでいましたが、豆腐や日本酒も美味しいと言われています。この小さな町に「酒蔵」が5軒もありますが、やはり水がいいのでしょう。

そういえば学生時代、帰郷した時に、おふくろにお茶を入れてもらったことがありました。とてもおいしかったので、「このお茶おいしいな」と言ったところ、「あなたがお土産に持ってきたお茶ですよ」と言われました。東京で飲んでいたのと同じお茶ですが、水がいかにお茶の味に関係するかがわかりました。

昭和26年に東京の高校に転校し、一時期、大田区の久が原に下宿しました。まだ戦後と言われた時代で、食料も十分ではなかった頃です。その時、下宿生活で一番悩まされたのはカルキのきつい水道水でした。臭くて飲めません。東京の人は飲み水に無関心なのか、と思いました。

最近、スーパーなどで「何々名水」といって、美味しい水が売られるようになりましたが、日本人もようやく水にこだわりを持つようになったのでしょう。

フォッサマグナ

糸魚川市と静岡市の間には、日本列島の地殻を南北に二分する大地溝帯が走っています。前述したフォッサマグナです。この断層は、明治の初めにナウマン象の命名者でもある「ハインリッヒ・エドムント・ナウマン博士」によって発見され命名されました。

　フォッサマグナの西に添って流れる姫川を挟んだ南と北の地域では、日本の風俗、習慣、文化、そして言葉やそのアクセント、食事やその味付けまでが異なります。姫川より南の地域ではすべてが関西風になり、北では関東風になります。この川が、日本列島の地殻だけではなく、いろんな意味で境界をなしているように思われます。

　子供の頃、姫川の下流近くの海岸に美しい青みをおびた小さな石が見られました。それが「翡翠《ひすい》」でした。以前、上野の国立科学博物館で翡翠の展覧会があり、見学に行ったことがあります。その展示品の真ん中に糸魚川の翡翠の原石が展示されていました。その翡翠は、糸魚川の町はずれの漁村の屋根の上に敷石として使われていたもので、緑色をしていて、大きさが20～25㎝もあるものでした。それをある人が買い求めて、糸魚川市の「フォッサマグナ・ミュージアム」に寄付したそうです。

『古事記』の中に、出雲の八千矛神《やちほこのかみ》（＝大国主命）が、高志《こし》の国に名高い賢《さか》し女《め》で麗《くわ》し女《め》の美女がいると噂を聞いて、この地に住む沼河比売《ぬなかわのひめ》を訪ねていく「恋愛歌」の一節があります。越後までの６００～７００㎞もある長い旅路を出雲からやって来たというのです。八千矛神は大国主命《おおくにぬしのみこと》（＝大黒さま）のことで、大国主命の激しい求愛に沼河比売は次のように応えたとあります。

「私はぬえ草のようなかぼそい女です。自分の心は浜千鳥のように砂浜で落ち着かずに、おどおどしている鳥でございます。今は自分の意思で動いている鳥かもしれませんが、それもいずれ後にあなたの鳥になりましょう」。

「高志の国」とは越のことで、越前、越中、越後を差し、沼河比売が住んでいた頸城郡奴奈川郷は、いまの糸魚川地方（かっての西頸城郡）であるとされています。沼河比売とは、奴奈川姫《ぬながわひめ》のことです。諏訪社に祀られている建御名方命《たけみなかたのみこと》の母神が奴奈川姫であることは意外と知られていません。

糸魚川の端を流れる姫川の名前は、この奴奈川姫に由来するとも言われていて、この地方には姫にまつわる伝説や遺跡が数多く見られます。姫川の上流にある小滝川《こたき》と青海川の渓谷には翡翠の原石があります。翡翠には硬玉と軟玉があり、質の良い硬玉となると糸魚川周辺に限られます。

5億年の時を刻んだ翡翠は、緑色をした宝石で、その原石はアルビタイト（曹長岩《そうちょうがん》）と言われる非常に硬く、きめ細かく、白色・灰色の光沢のある石で、翡翠はその中からとりだされます。何故、翡翠が小滝川流域にのみ産するのか。翡翠生成には「フォッサマグナ」

と「造山運動」がからんでいます。

翡翠の大珠や勾玉は、東北地方から近畿地方までの遺跡で幅広く発見されます。縄文中期のものと思われる翡翠の大珠は、糸魚川・静岡構造線を境にして東北地方の遺跡に発見され、特に青森と北海道に多くみられます。また、弥生時代の翡翠の勾玉は糸魚川より南の近畿地方に多く見られます。これら日本の翡翠の産地や出所が不明で、以前は、多くの考古学者が遺跡から出土する翡翠は、中国大陸から渡来したものと考えていました。

ところで、糸魚川市にある「フォッサマグナ・ミュージアム」に、翡翠の発見者である伊藤栄蔵の「翡翠発見当時の話」という「伊藤メモ」なるものが保存されています。このメモによって翡翠の大珠や勾玉が糸魚川産のものであることがわかりました。

翡翠の里

糸魚川には、明治から昭和にかけて歌人、詩人として活躍し、早稲田大学の校歌「都の西北」や「カチューシャの歌」などを作詞するとともに、『早稲田文学』の編集をしていた相馬御風がいます。御風は34歳の若さで突然、故郷の糸魚川に転住してきました。

御風は、奴奈川姫が翡翠の首飾りをしていたという伝説から、糸魚川で翡翠が取れるかもしれないと、友人で発電所に勤務していた鎌上竹雄に話をし、さらにそれを義父伊藤栄蔵に話しました。それを聞いた伊藤は、土地勘もあったので小滝川支流の土倉沢《つちくらざわ》の滝つぼにいき、そこで青いきれいな石を見つけました。これが国内初の翡翠の発見でした。

その石は2個で1kgほどの重さがあり、それを相馬御風に届けたとの記録があります。伊藤は2個の石を糸魚川病院院長小林総一郎に渡し、さらに鑑定を依頼された当時東北大学副手の河野儀礼と大森啓一が1939年11月、『岩石鉱物鉱床学』という学術雑誌に「糸魚川翡翠」として掲載しました。

これは、日本で翡翠が産出されることを明らかにした画期的な論文でした。しかし、掲載された雑誌が鉱物学のものだったために、考古学者が翡翠の発見を知るまでにはさらに時間がかかりました。糸魚川駅前には相馬御風の詩碑が翡翠の原石と並んで建っています。

『古事記』や『出雲国風土記』に登場する美しき巫女の奴奈川姫は、越の国、頚城地方に住み統治君臨していました。出雲の国から大国主命が奴奈川姫のもとに来て求婚し、2人の子供をもうけました。大国主命のこの行動は、高度の翡翠文化を持った越の国への政治的――経済的――宗教的な意味を持ったものだったと思われます。さらに出雲と越の関係は『出雲国風土記』に随所にわたって記されています。越の国の奴奈川郷は、わが国の創生期（3世紀中頃～4世紀）においてロマンに満ちた歴史舞台であったと思われます。

糸魚川には第12代景行天皇の御代の創設といわれる天津神社と奴奈川神社があり、奴奈川姫と大国主命が祀られています。この神社の境内からは、縄文から古墳時代までの多数の土器や遺物や翡翠の勾玉などが発掘されています。

ところで、9世紀中ごろに完成を見たと言われる『万葉集』には、天皇から庶民に至るまでの和歌を中心とした4500あまりの歌が集められていますが、この巻の13に「沼名河の底なる玉　求めて得し玉かも　拾いて得し玉かも　惜しき君が老ゆらく惜しくも」とあります。歌の意味は、「沼名河の底なる玉を求めて、ようやく手に入れた、また拾って得た玉でもある、若々しいあなたが老いていくのは何とも惜しく悲しいことです。玉のごとくいつまでも若々しくいてほしいです」となります。

この中にある沼名河はどこの川なのか、後世になって問題になりました。底なる玉が産出する翡翠とメノウ、鉄石英、碧玉などが越の国、糸魚川市姫川や青海川で拾うことができるのです。糸魚川駅から歩いて4、5分のところにある城の川河口近くの海望公園には、奴奈川姫と大国主命との間に生まれた幼い息子――建御名方神《たけみなかたのかみ》（御柱祭りで有名な諏訪大社の祭神）を抱き、翡翠の勾玉の首飾りをした奴奈川姫の母子像が建っています。

ところで、翡翠と聞くと美しい緑色の勾玉などをイメージしますが、不純物のない翡翠は白く見えます。緑色に見えるのは、鉄が含まれるオンファス輝石が混じっているためです。

翡翠文化は、５世紀半ばまで北海道の礼文島から沖縄の石垣島まで波及し、王者の権力の象徴であり、巫女たちの祭祀に欠かせぬ祭具として貴重に扱われていましたが、６世紀から徐々に減退します。代わって広がった「仏教」によって、精神風土の変化を来たした結果とも考えられますが、７世紀になると翡翠は日本の歴史の舞台からすっかり姿を消してしまったのでした。その原因は定かではありません。

いま糸魚川駅前に立つと、子供の頃にイトヨや源氏ぼたるを捕まえて遊んだ城の川も消えてしまい、なぜか町並が変わって寂しく思われます。

糸魚川の町並み

平成28年12月、糸魚川駅の北側で大火がありました。駅前にある私が育った家のすぐ近くまで焼けてしまいました。

糸魚川は、江戸時代の初めから大きな火事が14回もあったと言われ、昭和以降に限っても3度の大火を経験しています。今回も、糸魚川特有の南寄りの強い風（じもん風と土地の人は言います）が吹きつけ、火元から北側方面に飛び火し、街の中心市街にある約4ヘクタールもの家屋が広範囲に延焼したのです。

焼損棟数は147棟にのぼり、住宅や店舗などの生活基盤はもとより歴史的、文化的資産も失われて大規模な被害をもたらしました。このように火事が頻回のためか、私が子供のころは糸魚川の町並みは新しくて綺麗だと思っていました。

日本海の海岸線に沿っている旧北陸道は「本町通り」と呼ばれ、この町のメインストリートです。そこには「雁木《がんぎ》」と呼ばれる、建物の庇《ひさし》が道路側に長くせり出し、通行者が雨や雪にあわない歩道が続きます。

この小さな町に「造り酒屋」が5軒あると前に述べましたが、そのうちの1軒は、350年の歴史と格式をもった家柄で、新潟県最古の酒蔵でもあり昔の雰囲気と格調高い家並みでした。ただ今回の火事で、この酒蔵も焼けてしまいました。平成30年になって再建されたとのことで、酒が飲めない私ですが、それでもたいへんうれしく思っています。

糸魚川は越後の国ですが、そこの酒銘がなぜか「加賀の井」と言います。加賀藩の前田公によって命名された「酒銘」だからです。そのお酒は加州三公へ献上され、藩主や家老も用いたそうです。

前田公が金沢から江戸に向かう三勤交代の際に糸魚川を宿場とし、加賀の井酒造を本陣としました。加賀三世・前田利常公のときからです。お付の総数が２０００人もあったと言われていますが、この小さな町の民家やお寺などにどのようにして泊まったのか、想像がつきません。

またこの人たちは、あの厳しい北陸道の断崖と荒波の親不知を、どうやって通過したのでしょうか。前述したように、親不知には道がなく、波が打ち寄せる砂浜を波が引いた時に通るのです。波が荒い時には、何日も宿泊を重ねたと思われます。

さらに西に向かうと、町並みが途切れて急に視界が開け一面の田んぼとなります。その向こうに、この辺りで最も高く山全体が石灰岩でできている「黒姫山」が迫ってきます。古志の峰、高ケ峰などと呼ばれ、海上交通や漁業者の目印でもあり、古代信仰の山とも言われこの地域を三方から取り囲んでいるのです。

同名の山が北陸には3つもあります。「黒姫」は、『古事記』や『日本書紀』にも出てきますが、縄文時代から玉造の伝統を持つ翡翠王国を支配していた「奴奈川姫」の別称でもあります。

『魏志倭人伝』に出てくる卑弥呼と同じように権力をもった女王が、この地に住んでいたのです。中国皇帝から「親魏倭王」の称号を貰った邪馬台国の卑弥呼の時代よりやや後世で、弥生時代後期から終末期、つまり3世紀中頃から4世紀初めに、越の国の頸城地方一帯を支配していました。

小学校、中学校、高校、プレメディカルコース

小学生（正確には国民学校）の頃、私の唄った歌は殆ど軍歌でした。そのせいか、いまでもどんな歌を唄っても大声をはりあげ、調子はずれに唄う癖がついてしまっているようです。優しく愛を囁くバラードも悲しい別れの演歌も、みな同じ調子で大きな声で唄ってしまいます。唄うテクニックというものが、私の場合は育たなかったのだと思います。

私の育った戦中・戦後の時代は、生きることに精いっぱいでした。食べ物もなく、物もない貧しい時代でした。その頃は欲しいものがあっても辛抱し、不足があっても苦しいとは思わなかったのです。

私が「尋常小学校」に入学したのは昭和15年でした。翌年、名称が変わり「国民学校」と

なりました。終戦の時、私は国民学校の6年生でした。国民学校時代はずーっと太平洋戦争中で、5年生と6年生のときには勉強らしいものはほとんどしませんでした。毎日が勤労奉仕ということで、河原の荒地を開墾して野菜を植え、農家の稲刈りの手伝いに行き、どんぐり拾いや馬草刈りに出かけました。

「私の学力が低いのは、その頃に勉強しなかったためだよ」と、よく人様に言って、言い訳をしてきました。

夏の晴れた日には、朝から男児は2つに分かれ、1組は山に行き大きな木を倒して炭焼きをし、もう1組は糸魚川の海岸の砂浜で塩をつくったのです。

糸魚川海岸の砂浜は、揚浜《あげはま》式という製塩方法に適しているので、昭和22、3年の頃までは、海岸での塩づくりの釜場が100近くも並んでいたほどで、塩づくりはこの地方の伝統的な産業でした。

小学生の男の子たちが、真夏の暑い日に赤ふんどし姿となり、塩田をつくりました。そこに小さなシャクで掬った海水を塩田に向かって霧状に撒くのです。灼熱の太陽によって砂が乾き、固まってセンベイのような厚みの砂の塊ができます。糸魚川の海岸の砂は若干黒っぽくてさらさらと乾燥していて、塩を吸収保持するのに適しています。その塊をかき集めて海水を注ぐと、塩分を多く含んだ海水が片口を伝って出てきます。これを「マシオ」と呼び、平らな鉄の塩窯に移して煮詰めると、白い結晶が浮かんできます。これを掬い上げて天日に干すのです。日中の海岸は遮るものが何もないので、日焼けして真っ黒になりながら純白の塩をつくっていました。

その頃の私はがちがちの軍国少年で、愛国少年でした。毎朝、友達とランニングをしながら「鬼畜米英」を唱えていました。神風が吹いて「日本は戦争に必ず勝つ」と、信じていました。大人になったらお国のために軍人になるつもりでいました。

日本が軍国主義の華やかなりし頃に小学校教育を受けて育った私や同年代の人間は、酔えばすぐ軍歌を唄うように思われていますが、決して右翼でもなければ、ましてや軍国主義者でもありません。本当の戦争の悲惨さを知っている世代は寂しさも十分に知っている世代だと言えます。

戦後の暗い時代に、日本人に明るい希望と活力を与えてくれたのは、「赤いリンゴに唇寄せて……」で始まる並木路子の「リンゴの歌」でした。私はこの歌も軍歌と同じように、大声を張り上げて唄っていました。

勿論、小学校低学年の音楽の授業で教わったのは、小学唱歌でした。それは軍歌とは全く違って、何かしんみりとした気持ちになる歌ばかりでした。日本航空の医師をしていたとき、長い海外出張から帰路につき、飛行機が日本に近づいて着地の間際に聞く小学唱歌は「じーん」と胸に迫ります。特に「赤とんぼ」の歌などは、平和な日本に帰ってきたという感慨と同時に、幾分感傷的な雰囲気にひたらせてくれます。でも、私は小学唱歌は決して唄いませんでした。

終戦によって、すべての価値観が180度変わりました。軍国少年だった私が、進駐軍からチュウインガムを貰って喜ぶようになり、急に民主主義を唱える少年に変わっていきました。この精神的な混乱をわかる年代の人は、もはや少なくなりました。

わが国が戦いに敗れ、国家の概念や社会構造が大混乱を来すなかで、私は中学生になりました。それまで受けたあらゆる教育が誤りだとして否定されました。学校の教科書で都合の悪い箇所は、墨汁で真っ黒に塗りつぶされました。

旧制中学に入学したころに学制改革が行われ、高校2年生まで4年間下級生が入ってこなかった学年です。ですから、学校ではいつも低学年でした。私と同じ寂しさや苦しみを味わった同級生の方には、この気持ちが分かると思います。

昭和26年当時、戦災で焼けた東京にはトタン屋根の小さなバラックの家がまだあちこちに見られました。この年に東京の高校に入るために上京しました。都会は田舎よりも学力の水準が高く、立派な先生がおおぜいいるので学力が身につくということでした。高校3年生になる時です。転校は、自分から両親に頼んだのか母親が勧めたのか、いまでは思い出せません。

糸魚川から上野駅まで石炭で走る機関車通称D51に乗って急行で8時間、鈍行ならば12時間もかかりました。現在は糸魚川にも新幹線が通って3時間弱で行けます。時代が大きく変わったことを実感します。

慈恵高校への編入試験は無事合格しました。東京の新宿区薬王寺に親父の親友が住んでいたので、その家に下宿しました。東京女子医大の近くです。高校へは市電で若松町から新宿まで乗り、新宿の中村屋の前のあたりから街中を歩いて、新宿東口から省線に乗り渋谷まで、あとは渋谷から大橋まで地上を走っていた玉川電車（いまの田園都市線）で通いました。慈恵高校は、学制改革で大学予科の先生が余ったためにつくられたのだと思います。現在の東邦医大病院の近くです。

そこで新しい東京のクラスメートと並んで授業を受けました。心配したほどの学力の違いはありませんでした。高校へは、金ボタンの学生服、わざと破ってミシンで縫いその上に油を塗った学生帽に、10㎝もある高歯の下駄で通いました。坊主刈りで、腰には手拭いをぶら下げ、肩から布製のカバン、マントを羽織りました。これが当時のお決まりの服装でした。バンカラ風の姿が誇りだったのです。ところが、新しい仲間達は紺の背広に赤いネクタイ、革靴を履いて通学し、長髪をポマードできれいに整えていました。

「豪気朴訥」を信条とし、素朴に育った田舎者の私から見ると、東京の学生の服装はスマートと言えますが、どこか「軟弱」に感じられ、人種が違う集団のように思われました。しかし、まわりの仲間がほとんどそんな服装なので、私はマイナーで異端者ということになります。早速、高下駄をやめて当時手に入る革靴は軍靴だったのですが、大きな軍靴を履き通学するようになりました。

話す言葉は、田舎の特殊な方言を注意していれば、それほど笑われることはありませんでした。時々アクセントの違いを感じたのですが、友達の言葉を秘かに真似て直しました。田舎と東京の価値観の落差に驚いた私は、服装や言葉はどうにか直せましたが、それ以上に文化の違いを強烈に感じ、劣等感を持ったことがありました。

東京の仲間たちはラジオで外国語放送の歌を聴き、それを話題にして口ずさんでいたのです。第2次世界大戦が終わって世の中が急変し、戦勝国アメリカの「ジャズ」が街に溢れ出したのです。ルイ・アームストロングやナット・キング・コール。ついこの間まで、軍歌を大声で唄っていた若者が、急に訳もわからない英語の歌を口ずさむようになったのです。その変わり身の早さには驚きました。しかし、私もいつの間にかジャズを聞き、親しむようになっていったのです。すべての価値観や物の考え方が180度の転換を強いられた青春時代でした。

その後、私は吉祥寺にある成蹊大学のプレメディカルコースに2年間通い、昭和29年に慈恵会医科大学に入学しました。

なぜ医学の道を選んだのかというと、父親が慈恵医大を出ている医者だったので、同じように慈恵を出て医者になることが親孝行だと思ったのです。大学の医学部を卒業して国家試験を受け、合格してお医者さんと呼ばれるようになると、次は大学に残って診療、研究、教育の道に進むか、大学を離れて開業医になるか、あるいは企業の診療所や病院に勤めて勤務医になるという道を進むことになります。

大学を卒業して医者になり、慈恵医大で内科の医局生活を15年ほど過ごしました。しばらくの間、古き良き時代だった頃の大学での医局生活を送りました。しかし、患者を診療する開業医の道を経験せず、39歳になって日本航空に入社し、一般職、整備職、スチュワーデス、パイロットなどの社員の健康管理をするようになりました。

60歳になって、三菱グループ29社が百年事業でつくった「三菱養和会スポーツクラブ」で働くことになりました。そこに来る人は高齢者が多く、彼らを対象とした講話をし、運動中の事故防止のために運動負荷試験などをしました。

その後、5年という短い期間でしたが、AMS丸の内パレスビルクリニックで人間ドックの仕事をしていました。

慈恵医大の医局生活

話が少し戻りますが、昭和33年に慈恵医大を卒業した私は、インターン生活を1年間行い、その後に内科医になりました。ちなみに、現在の制度では医学部を卒業するとすぐに国家試験を受けて医者になり、その後2年間の研修期間があり、給与が年間300万円ほどもらえます。

私は、医局員が120人もいる慈恵医大第1内科に入局しました。そこは、慈恵医大では優秀な医師が集まる医局と言われていて、私のようなできの悪い人間には少し場違いな所でした。そこで消化器、肝臓病では日本一と言われていた高橋忠雄教授から臨床を教わりました。

医学部の教授というと医学の神様のような人か、山崎豊子が書いた『白い巨塔』に出てくる財前教授のような悪い人物を思い浮かべられる方もおられると思います。教授の多くは立派な先生ですが、なかには研究論文の数が多いだけとか、「運、ドン、根」といって、運が良かっただけの人、ドンと言われる教授に好かれた人、根は家柄がいい人で、派閥によって決まる人も確かにいます。患者を診る臨床があまりできない教授もいて、臨床ができるとかできないとかは、違う次元のようです。そのなかで、高橋教授は臨床も研究もできる立派な大教授でした。

入局した当時、大学にはまだ中央検査室というシステムがありませんでした。患者さんの血液検査や検尿は医局員が行う時代でした。白衣の胸ポケットには、いつも血液検査用のメランジュールという血液検査用具を入れていました。心電図も自分でとります。当時はその場ですぐに判読できず、現像しなければなりませんでした。入局後、何年か過ぎて中央検査室ができてあらゆる検査ができるようになり、大変便利になったことが想い出されます。

また、当時は病院の当直が月に4、5回あり、重症の患者さんがいて一晩中眠れないことがあっても、翌日は休みなく働くという状況で、まさしく肉体労働でした。当直にはシフト勤務という制度はなく、労働基準法は適応されていませんでした。いま政府が働き方改革を進めているようですが、医療機関に労働基準法を適応すれば勤務医を抱える多くの施設では医者不足となり、運営できなくなるでしょう。

高橋教授が病室の患者さんを診て回る回診は、週に1回、火曜日に行われました。映画やテレビで、教授を先頭に医局員を引き連れ、病院の廊下を颯爽と歩く姿を見て「大名行列のようだ、おかしい」と言う人がいます。しかし、回診は医局員にとって教授から臨床を教わる唯一の勉強の場で、自分が受け持った患者さんの診断や治療法が正しいかどうかを教授に説明し、指導を受ける仕組みでした。同時に、自分の受け持ちの患者さんだけではなく、ほかの医者が受け持っている患者さんのことも勉強できるのです。

教授は、患者さんのおなかを触診し「これが脂肪肝だ、肝硬変だ」と言うと、教授が病室を出た後、医局員がみんなで患者さんのおなかを触り、その感触をつかみます。教科書の知識では肝臓の硬さの感じはつかめないのです。臨床の勉強は徒弟制度の「親方と丁稚」のような関係で行われました。しかし、いまはCTやMRIとかエコーとか血液検査をすれば、若い医者でも苦労なしに脂肪肝や肝硬変の正しい診断ができます。

高橋教授は、回診中に大変厳しく医局員を指導し教育しました。若い先生たちは教授の回診が怖くて、前日から緊張して食欲がなくなり、食事が喉を通らなくなりました。ですから回診が終わると、医局員はみなほっとします。その日の夜は、教授の怒気に触れたドクターの中で一番の犠牲者の「慰め会」をしました。

高橋教授が回診で激怒したことがあります。月曜日の深夜に入院した高熱の患者さんについてのことでした。翌日の回診で、主治医が患者さんの検査をほとんどしていなかったにもかかわらず、「この患者さんは急性扁桃腺炎のために高熱で入院しました」と、この病気は簡単だとばかりに教授に説明したのです。その途端、高橋教授が烈火のごとくに怒り出しました。

「深夜のこととはいえ、医者として患者さんを診る真剣みが足りない。われわれ医師は、常に最大限の緊張感を持って患者さんを診るべきだ」と、おっしゃいました。患者さんの命を預かる医者の教育は厳しいものでした。

高橋教授が亡くなられて40数年経ちますが、本当に立派な先生で、いまでも毎年8月に「教授をしのぶ会」をしています。高橋教授の言葉で記憶に残るものがあります。

「内科の医師は、婦人科以外のすべての疾患を診断できるようになれ」。

例えば、教授に患者さんのレントゲン写真を見せながら、「放射線科のドクターがこう診断されました」と、担当のドクターが話します。すると教授が、「放射線科の医者の意見なんかはどうでもいい、お前の意見はどうなんだ」と烈火のごとくに怒りました。教授は医局員に、「常に自分の意見を持つ自立した診療に当たれるオールラウンドの内科医」を求めていました。病気を診たときに、ある先輩の先生や専門家が言ったから、というような安易な姿勢は先生には通じませんでした。

いまの大学病院では、医療が細分化され、特定の病気だけを診る専門医を育てる方向にあります。内科は専門が細かく分かれていますから、極端な例として心電図は読めても胸のレントゲンが読めないといったドクターが生まれます。それによって、多くの疾患をもった患者さんや境界領域の患者さんの見落としが問題になります。

ある患者さんが糖尿病の外来に行き、次に肝臓の外来、次に循環器ということになっていて時間のロスが大きく、また循環器に通っていると胃がんを見落とすこともありえます。

若い医者は早く専門医になりたがりますが、専門医は大都会にのみ限られた考え方であって、田舎で開業する医者には通用しません。都会でも、日頃診てもらう「かかりつけ医」とか「家庭医」を充実させ、専門医との連携をよくするシステムをつくる必要があると思います。

私の若かった頃は、医者は患者の病気を治すことだけを考えていました。患者に対しては、今後の治療方針の親切な説明とか、情報を提供する「インフォームド・コンセント」というものは確かに少なかったと思います。

以前、医者の傲慢さや尊大さが非難された時代がありましたが、いまは患者さんの権利意識が強くなり、逆に医者が弱気になっています。若いお医者さんに、もっと自信を持っていただきたいと思います。その意味では、私は古きよき時代の医者であったように思います。

慈恵医大には昔から、「病気を診ずして病人を診よ」という学祖高木兼寛先生の「教え」があります。後輩の若いお医者さんも、この教えをよく守って頂きたいと思います。

いま日本では、軽い病気の人でも高度な医療を求めて大学病院に行きます。大学病院は、「3時間待ちの3分診療」という状態となっています。大学病院の外来の医師は、午前の外来を午後2時から3時まで、またある医師は夜12時まで診療をしているそうです。昼飯も夕食も抜きです。一部のドクターに患者が集まり、さらに病気の説明に時間がかかり、紹介状の回答などを書く時間が多くなったためでもあります。日本では一般的に、診察中には医者に秘書はついていません。また、会議も多く土日出勤しているそうです。

アメリカの医師は30分に1人の予約で、1日12人以上は診療をしません。それ以上診ると、医者がおかしいということで査察が入るそうです。専門医の勤務時間は朝9時から夕方5時までで土日は休み、診療には予約が必要です。日本とはだいぶ違います。

日本の医療は昭和36年に世界に誇る「国民皆保険」となりましたが、医療費は年々増加し、2025年には政府の推計で54兆円となるそうで、そのうち老人医療費が3分の1です。高齢社会に向かって厳しい財政状況となり、財源が問題となります。

すべての国民が公的な医療保険に加入している現在の国民皆保険について、医師の半数以上は「現状の状態では維持できない」と考えている人が多いと、アンケートでわかりました。

また、高齢のがん患者の割合が増える中、最も進んだ進行がんになった85歳以上の高齢者に対して積極的な治療をせず、経過観察にとどめる割合が6割を超えていることがわかりました。

お金の話をするのはいささか恥ずかしいことですが、私は入局しても無給の生活が続きました。卒業して10年後にやっと有給の医局員となりました。34歳の時です。同期で入局した仲間も同じです。大学病院のお医者さんを、「お金持ちだ」と思っておられる方がいるかもしれませんが、当時医局の先生で大学から給与を貰っていたのは教授、助教授、講師、有給助士の20人くらいで、残りの医局員はすべて無給でした。悪く言えば、当時の大学病院はこのような無給の医局員によって経営が成り立っていたと言えるかもしれません。ちなみに私の無給時代には、埼玉県蓮田にある診療所で週1回と土曜の夜間に当直のアルバイトをしていました。

日本の勤務医の平均年収はアメリカなどに比べて大変低く、平均1300〜1500万円位です。研修医の手当は、アメリカの医学部の学生が大学を卒業して2年間のレジデントの間は年3万ドル、日本円に換算すると約300万円以上もらえます。日本の研修医の数は1年間に約8600人で、基本的な診療ができるように病院で2年間の臨床研修が義務づけられ、アルバイトは原則禁止です。日本の医科大学では350万円ぐらいです。アメリカの看護師さんは1200万円ぐらいです。

ただ、アメリカの医者は年収がいい反面、彼らは訴訟社会の中に生きていて、給与の40%を弁護士の費用として保険料を払っているそうです。テレビのコマーシャルでは弁護士が「貴方の代わりに医者を訴えてやる」とテロップが流れる国です。

アメリカに留学していた私の息子から聞いた話ですが、医者が余命いくばくもない胆嚢がんの患者さん本人に胆嚢肥大と説明し、家族には「がん」だと話してあったのですが、最終的に患者さんが死ぬと、家族から患者本人にリスクの情報提供を怠ったとして訴えられ、裁判では負けたそうです。

逆のケースもあります。医者から「がん」を告知されて患者さんが心労で自殺しました。ところがそのことで家族に訴えられ、これも医者が裁判で負けたということです。医者がどちらの判断をしても負けるという、どうすることもできないことが起こっているようです。

私が結婚したのは昭和38年4月でした。夜間当直の週1回では夫婦2人の生活はできませんでした。そこで、その年の7月から週2回、羽田にある日本航空の診療所でアルバイトをすることになりました。この偶然の勤務が、その後30年余りも日本航空に勤めるきっかけになったのです。人生というか、人間の運命はわかりません。

第2章　日本航空のころ

日本航空の健康管理

日本航空にアルバイトから正式に勤務をするようになったのは昭和48年でした。当時は、安全衛生法が設定されたばかりで、まだ健康管理をどのように行うのかというお手本がなく、しかも日本航空にはいろいろな職種がありました。パイロット、スチュワーデス、整備職、地上職など、価値観も気風も賃金も異なります。

さらにその職種によっても健康診断の内容が違います。整備職は有機溶剤、特定化学物質、電離放射線、シフト勤務などで検診内容が異なり、受診項目はコンピューターに頼らなければならないほど煩雑でした。

入社したての頃、私はパイロットの健康管理をまだ行っていませんでしたが、パイロットは航空法と安全衛生法の両方の厳しい基準でしばられていました。また、日航の事業所も全国に散在し、海外を含めると150ヶ所あり、32ヶ国に及んでいました。

企業は一般に、大学病院と違って利益を追求するところです。したがって、企業の中に予防医学的な健康管理室をつくることは大変難しいことです。

その時、健康管理に携わっていた、みんなで決めた方針があります。

第1番目。医者と看護師が職員に接する時には、「白衣を着ない」。職員の健康管理を行う際には、医師と患者という関係ではなく、医療職は職員と同じ視線の高さで接し、相談をしやすくするためです。

第2番目。注射や薬を用いない、即ち病人の治療を行わないこと。健康相談、健康教育、体力づくりを行い、予防医学に徹するということです。病気の治療は本人の希望する病院を紹介するようにしました。

第3番目。結核中心であったそれまでの健康診断を、人間ドックなみに内容を充実。また、お正月と夏休みの期間を除き1年間通じて身体検査を行い、打聴診をやめて問診の時間を多くしました。さらに、健康に対する関心や認識を持たせるために、体力測定を導入しました。

以上は昭和50年のことです。

翌昭和51年の春からは、スチュワーデス全員に年2回の「健康の日」（Kデーと呼んでいました）を設けました。定期健康診断の項目に体力測定を導入し、「運動の1日」をつくったのです。

さらに、その年のスチュワーデスの入社試験から体力測定を導入しました。スチュワーデスの仕事は時差などがあって疲労感が強く、放置すると体調を乱す人が多く認められたからです。体力測定によって、運動をすることへの動機づけとなり、運動習慣が身に付くとの考えからでした。そのころ入社したスチュワーデスは、いまも元気でフライトしています。

実は、当時の日本航空は職員の体力づくりの必要性をそれほど感じておらず、労働組合も健康管理に関心がありませんでした。そこで自分の体力の継時的な変化を見て体力の衰えを自覚してもらい、健康に目を向けて、健康こそ財産だと思ってくれるように続けていこうと思ったのです。

毎週、健康管理に関する新聞をつくって社員に配り、体育館では夕方から自由に運動に参加できるフィットネスクラブをつくり、東海大学から2人の先生を雇って指導してもらいました。ただ社員の体力づくりが大切だと言っても会社は予算を付けてくれませんから、1年間は私のポケットマネーで運用しました。いろいろな優れた健康管理施設も見学しました。大阪の松下電器、東京のファコム、ＰＬ健康管理室などです。

ただ入社試験に体力測定を導入しましたが、厳しく体力測定を重視したのは5年間だけでした。というのは、世間から「スチュワーデスは体力だ」と言われるようになり、「最近のスチュワーデスは美人がいなくなった」「お相撲さんのような人がいる」などと言われ、

「これは、みんな先生のせいだ」と会社で評判が悪かったのです。スチュワーデスには、自分の職業にプライドが必要だとわかってからは基準を緩くしました。

しかし、いまでは誰でも「運動」を口にする世の中になり、ランニングをしたり万歩計をもってウォーキングをするような時代になったと実感しています。

私が実践した「体力づくり」は、少々時代が早かったかもしれませんが、間違ってはいなかったと思っています。もともと私自身も若いころからスポーツに親しんできました。中学時代は野球をやっていました。医局に入ってからはゴルフを覚え、さらにボクシングのコミッションドクターをし、三菱重工サッカーチームのドクターもしていました。

当初、日本航空の健康管理室の設立は、医師2人、看護師3人で始めました。ところが初めて健康管理室に行って驚きました。6畳ぐらいの小さな部屋が与えられたのですが、そこに置かれていたのは聴診器と血圧計と電話だけで、あとは全く何もありませんでした。

事務職は、羽田ではなく東京駅近くの本社ビルで勤務していて、何から手を付ければいいか、何をすればいいかもわからない状態でした。日光が照り付ける何もない砂漠で、ぽつねんと一人で立っているという心境でした。

私が60歳で退職する頃には、医師の人数は東京、成田地区だけでも常勤医師13人、非常勤医師を入れると140名になり、ちょっとした病院よりも医師の数は多くなりました。この中から慈恵医大の教授になった医師が多数います。

医療機材は大学病院に劣らぬ最新鋭の機材を置くように心がけました。新しい型のCTやMRI、胃カメラ、ホルター心電計、カラードップラーなどです。このことは医者のモラルアップにもなりました。

一般に、企業の中に立派な健康管理組織をつくることは非常に困難なことです。なぜなら、社員の健康問題が経営を圧迫するような労務問題があったり、投資効率の見地から見返りがあるとの判断がなければ、企業は充実した立派な健康管理室をつくることができないからです。

私が日本航空の健康管理室をつくった頃は、たまたまいろいろな労務問題とか航空機事故や事件がありました。会社は「安全と健康」に投資しなければならない状況にあって、さらに投資効率があるとの判断で健康管理の充実を望んだとも言えます。

例えば、スチュワーデスの腰痛問題は大きな労務問題でした。腰痛者が月間240人以上もいて会社を休んでいました。この人数はスチュワーデスの約10%にもなるのです。

私が日本航空にアルバイトで入社した昭和37年頃、飛行機に荷物を搭載する仕事を主としていた子会社ＡＧＳ（空港グランドサービス）では腰痛者が多発していました。昭和40年4月には、組合が人員不足の解消、腰痛者の業務上災害認定を訴えて実力行使をし、約20日の部分ストを行ったのです。

その結果、会社は荷物の搭載にコンテナを利用し、腰痛者の配置転換、診療所を開設しました。さらに、予防対策として作業前の準備体操を徹底したのです。この体操の実施を指導したのが、東海大学の高橋和敏先生でした。このことが私の中に強く印象づけられ、客室乗務員の体力づくりをするきっかけになりました。

スチュワーデスだけの健康管理室をつくり、腰痛者には仕事を3ヶ月間休ませ、地上に降ろして治療をして運動プログラムを組み、さらに腰痛者の全員で合宿をして体力の増強を図りました。入社したばかりのスチュワーデスの訓練生には、訓練期間中に健康教育と体力づくりを行い、さらに現場でもソフト・ハード面での改革をしました。これらは、組合からの健康問題への要求が強いことからも充実に繋がったと言えます。

しかし、私も失敗したことが一つあります。

会社の仕事が終わった夕方から、羽田の体育館でフィットネスクラブをつくりみんなで運動をしていました。同じ時間帯に日航の女性チームがバスケットの練習をしていたので、その時に思いついたのです。

「スチュワーデスだけのバスケットチームをつくれば、スチュワーデスもスポーツに関心を持つようになるのでは」と。このことをある人に話し、実現にこぎつけました。当時、関東リーグ2部だったバスケット部（後のＪＡＬラビッツ）を補強して強くし、スチュワーデスだけで日本女子バスケットリーグの1部で1位になったのです。これは、結果的には成功したのですが、目論みと違いました。

スチュワーデス仲間が試合の応援に行くと思ってつくったバスケット部でしたが、実際に応援に行ったのは会社の中年の男性ばかりでした。スチュワーデスは、若くてプライドが高く高給取りで社内にはデスクがなく、企業に対して帰属意識が薄かったのです。しかしその後、彼女たちも最も関心の薄かった「体力」を重視してきたのです。いま、その意識改革に成功したように思っています。

その後、私はハイジャック事件を体験し、スチュワーデスの方たちの仕事に対するモチベーションの高さを教えられましたが、詳細は後述します。

当時、パイロット育成訓練には、約10年から15年という長い年月と、1人3億円ほどのお金がかかりました。訓練のためにジャンボジェット機を1時間使うだけで３００万円かかります。模型の操縦室（シミュレーター）を使っても20万円近くかかります。しかも、1人のキャプテンを育成するのに3000時間の訓練が必要でした。

また、整備職のコンプリーターといわれる整備士を一人前に育てるには、10年かかります。さらに機種ごとの国家ライセンスが必要です。こうしたことから、私は日本航空に「会社にとって職員は貴重な資産だ」と言って納得させて健康管理を充実させていきました。

ではなぜ、日本航空は航空会社として健康対策が遅れていたのでしょうか。日航が発足したのは昭和26年で、当時はまだ若い企業でした。このあと急速に発展し、社員の数も大幅に増加しました。この急激な会社発展の影に隠れて、置き去りにされたのが健康問題でした。

それまで病気ひとつせずに、若々しい人間構成の中で仕事をしてきた人たちも、やがて歳をとり生活習慣病にかかる年代の人が多くなってきました。当時は職員が若かったため、会社も職員も医療や健康問題に関心がなかったのだと思います。

従来、日本航空では医療は福利厚生の一環として存在してきました。つまり、遠い将来のために人員計画を立て、医療施策をつくることを怠ってきたのです。さらに医療を担当する事務職の長は、長くても2年間ほどしか担当せず現場の問題をあまり理解せずに交代したので、将来計画を持つまでにはいたらなかったのです。

結局、医療は労務問題として、医療施策が会社と労働組合との力関係の中で方向づけされ、パッチ当ての対応として存在したのです。医療問題に直接医師が関与することがほとんどなかったのです。

また医療問題が遅れたのは、創立以来、慈恵医大が恰も日本航空の附属病院のように全ての医療問題にたずさわってきたこともあると思います。日本航空にとって慈恵医大は非常に便利な存在でした。そのために、独自の医療や診察医師の派遣等の機関を持とうとはせず、すべて慈恵医大にまかせっきりで来たのです。病人に対する医療は慈恵医大に任せても、遠い将来を考えた職員の健康管理の問題を企業内で真剣に考えようとはしていなかったのです。

さらに言えば、日本航空の医療組織は複雑でした。医師は人事本部の中の健康管理部、運航本部の中の乗員健康管理部、健康保険組合の中の健保診療所と分散して、それぞれに属していました。このように医療組織の所属が異なることから、それぞれ独立した動きをとり、中小企業の集まりのようになっていて有機的なつながりが乏しく、医師や看護師が不足する一方で無駄もありました。そこで医療組織の統合が叫ばれて一つの部となったのです。

日航の健康管理が充実していなかったのは意外だと思われるかもしれませんが、それは昭和57年、東京湾に墜落して207人の死亡者を出した「精神分裂病の機長」を生み出した健康管理室ではないか、ということを記憶されているからだと思います。確かに、あの事故は海外の学会でもよく話題になりました。

あの事故は、医者の健康管理が悪いから起こったと言われ、トップのドクター責任として社内的にも、また世間にもそのように片付けられています。事故は「現場の責任」となっています。

その頃、日本航空には組織的に2つの健康管理室がありました。当時、私はパイロットの健康管理ではなく、それ以外の一般職、整備職、スチュワーデスの健康管理を担当していました。パイロットの運行乗員健康管理室は、私と慈恵医大で同期のドクターがトップでした。私が属していた健康管理室は組織的に本社部門でした。しかし、運行乗員健康管理室は、運行本部の運行業務部にある係りの下にあって、組織としては単なる部屋でした。社内における位置も低く、予算の権限もありません。われわれの健康管理室に比べて医者の数も少なかったのです。

この事故の後、運航本部の健康管理室の産業医にとっても、パイロットにとっても健康管理が非常に厳しくなりました。それは国が決める航空身体検査基準が一層厳しくなったからです。旧基準ではパイロットの身体検査の不合格の基準が、例えば視機能では機長及び副操縦士には第1種航空身体検査基準が適用され、裸眼で遠距離視力は両眼視力0・2以上、眼鏡により各眼が1・0以上に矯正されればよかったのです。航空機関士については、第2種航空身体検査基準が適応され、裸眼で遠距離視力が両眼視力で0・1以上、眼鏡により各眼0・7以上に矯正できればよかったのです。

ところが新基準では、航空機関士にも第1種基準が適応になり、新基準の遠距離視力が各眼で0・2となり、各レンズの屈折度がプラス・マイナス3ジオプトリーを超えない範囲で各眼が1・0以上に矯正することができる、ということに変わったのです。

結果的には、旧基準で採用されていた航空機関士のかなりの人が不合格となり、機長や副操縦士も新基準に抵触するものが続出しました。

さらに心電図の完全右脚ブロックは、旧基準では「重大な刺激生成又は興奮伝導に異常がないこと」と規定されていました。しかし、新基準の運用のために作成された航空身体検査マニュアルでは不合格疾患として「器質的な心疾患を伴う完全右脚ブロック」と明示されていて、これがないことを証明するために心臓カテーテル検査を受けなければならなくなったのです。

さらに「気胸もしくはその既往症又は気胸を生じる原因となる疾患がないこと」となり、肺のう胞症（ブラ）の所見が胸部レントゲンで少しでも見られると、肺ＣＴスキャナーが要求され、その検査で所見があると不合格となったのです。さらに乗務を希望する者には肺ブラ除去手術を要求されました。これは宇宙飛行士に対する基準よりも厳しいものでした。当時、このような検査基準によって地上に降ろされたパイロットは１１０名もいました。

はたして、これほど厳しい基準が必要だったのでしょうか。この厳しい基準で身体検査を受けて不合格となったパイロットは、運航本部に所属している産業医を色眼鏡で見て恨んでいました。両者の関係はうまくいきませんでした。パイロット受難の時代でした。

産業医からみても、パイロットの身体検査は一般の職員に比べて難しい点があります。それは、パイロットが医師に病気を発見されると、高い給料の職業を奪われることを心配するからです。そのために気軽に相談に来なくなり、病気を隠そうとさえします。パイロットが身体検査で不合格となると、一般職になり給与が下がるからです。

パイロットは普通のサラリーマンと違って、月曜から金曜まで朝9時から夕方5時という一定の決まった時間に机に向かって働くのではありません。会社には自分の机がなく、会社にいる時間帯は、飛行機に乗る直前に仲間とする1時間ほどの短いミーティングの時間と、会社の指定した時に年に10回ほどの集まりがあるときだけです。また、産業医がパイロットと顔を合わせるのは年2回の航空身体検査の時だけで、両者の対面率は非常に低く、産業医がパイロットの日頃の健康状態を把握することは困難でした。一般の会社なら、同じ事務所で毎日働いていることが多いので、上司や同僚から「あの人は最近おかしい」といった情報がありますが、パイロットの場合は情報の収集や把握が難しい。また、企業の健康管理の医者は、病院にいる医者と違って権限が弱いこともあります。

健康管理室をつくる

私は常勤になる前の昭和38年から嘱託医師として勤務していましたから、日本航空には約35年間働いていました。そのため、日本航空のハイジャックやそのほかの事件や事故をほとんど経験したといえます。全く知らないのは日航開設当初の三原山事故ぐらいです。

記憶に残る事件や事故としては、アンカレッジ食中毒事件、ニューデリー事故、モスクワ事故、御巣鷹山事故などです。御巣鷹山事故では、山崎豊子が『沈まぬ太陽』という小説で日航の社員を悪者にして書いていますが、言うほど悪くはありません。あれは一部の偏った人への取材によって書き上げた小説ともいえます。

というのはあの小説の中に、ニューヨークの豪邸に住んでヨットを持っている人の話があります。その人は私の家のすぐ近くに住んでいて、帰国後よくゴルフを一緒にしました。とてもいい人です。ヨットなど持っていませんし、ニューヨークでは広い一軒家ではなくアパートに住んでいました。彼は山崎豊子から5日間で2回の取材を受けましたが、「全く違った内容を書かれている、でたらめだ」と言って怒っていました。たとえ「小説」といっても、ペンの力の恐ろしさを感じました。

会社に勤めて大変だったのは、「新しい健康管理室」をつくることでした。さらに労働組合が職業病闘争として使った頚肩腕障害、客室乗務員の腰痛問題、パイロットの身体検査基準問題など、どれも産業医にとっては大きな問題であり、かつ逆風でした。私にとってもどれも大変な出来事でしたが、健康管理では医者の活躍する場が認められて、かえって順風にもなりました。

昭和45年9月、健康管理という言葉を初めて聞いた時には、医者が失業するのではないかとさえ思われました。当時、羽田管理部部長をしておられた橋口部長のところに挨拶にいった時に言われたのは、「企業を健康管理するような医者になってください」とのことでした。失業かと思っていたので、本当にびっくりしました。

健康づくりでは、昭和51年10月より、客室乗務員に身体検査時に体力測定をし、同年の10月から採用試験の身体検査にも導入し、さらにフィットネスクラブ、ジャズダンス教室、健康リフレッシュ教室、ＪＡＬラビッツなどをつくり、職員の体力アップをはかり健康管理の充実を図ったのです。

羽田沖事故とA氏の悩み

日本航空を退職したA航空機関士が入院していたのは、ついこの間のことのように思われます。

彼は１９８２（昭和57）年４月、日航機が東京湾に墜落事故を起こした際に、機長や副機長とともに航空機関士として乗務し、奇跡的に助かった３人のうちの１人です。

彼は航空会社を定年退職して３年が経過したある日、都内の某大学病院に緊急入院しました。お見舞いに早く行くつもりではいましたが、私が病院を訪れたのは彼が入院して３

週間ぐらい過ぎたころでした。

あの航空機事故後、しばらくして私はパイロットの健康管理部門も担当するようになりました。しかし、会社を退職してしまった彼とはめったに会うこともなかったのです。たまに彼を見かけたのは自由が丘にあるマージャン屋で、日曜日に以前の飛行機仲間たちと独特の東北なまりでしゃべりながら楽しそうにマージャン卓を囲む姿でした。

あの事故から20年後、春とはいえ少し肌寒さを感じる夕方でした。昭和の初期に建てられたという病院に向かったところ、彼は殺風景で飾り気のない真白い壁に囲まれた部屋に一人で寝ていました。

その日は彼の病状が良かったのか、それとも入院生活に退屈を感じていたのか、私に会うなり自分の経験した羽田沖事故について、ベッドから難儀そうに起きあがりながら喋りはじめました。例の独特の東北なまりの口調でした。個室に一人で入院しているという孤独感からか、これまで誰にも話をしなかった20年前に起きた航空機事故について、体験談と自分の考え方を話したかったのかもしれません。

「あの事故には、私は人に言えない苦しみがあるんです」。それまで彼のことを、ただ事故で全身に傷を受け九死に一生を得た気の毒な被害者と思っていたので、彼の言った一言が、どういう意味なのか、最初は理解することができませんでした。

話は2時間余りに及びました。私はとっさに持っていた週刊誌の空いたスペースに、メモをとりました。話を聞き終わり帰り際、彼はいかにも無理やりというようにベッドから降り病室のドアのところまで来てくれました。

「先生、日本航空で体験した事をすべて書き残しなさい。きっと、きっとですよ」と、強い口調で言いました。いまでも、それははっきりと覚えています。

彼を見舞って2日後に、私はシカゴで開催された「国際航空宇宙学会」に出発しました。今回は11日間の長旅でした。彼が入院中に突然呼吸不全で亡くなった、という友人からの知らせを受けたのは帰国の翌日でした。余りにも突然のことでした。友人を失ったという悲しみももちろんありましたが、それよりもあんな大きな事故にあって奇跡的に生きていたという思いもあってか、彼の死を信じることができませんでした。

私が病室を出るとき、彼が弱りきった体で言った「きっと、きっとですよ、先生」と、念を押すように言われたことが、まるで遺言でもあったかのように思えてならなかったのです。

翌日、信濃町のお寺で行われたお通夜に出かけました。手を合せながら祭壇を見上げると、にこやかに微笑む彼の遺影はもう何も語ってくれませんでした。

あの墜落事故から40年弱が過ぎたいま、彼が私に話してくれたことを書き留めた「メモ」を記録し残しておこうという気持ちになったのです。

羽田からのフライトの途中で片桐機長が事故を起こしそうになり、A氏は福岡に宿泊したその夜、片桐機長の今後のフライトについて大変悩み苦しんだと言っていました。

羽田を出発する前日、日本航空の羽田オペレーションセンター内にある国内乗員部の会議室で、部長と副部長4人、それとA航空機関士をまじえて会議が開かれました。会議の議題は、乗員仲間のうわさで「体調が悪いのではないか」と言われている片桐機長の処遇についてでした。

その会議の席には最近、片桐機長の成田―モスクワ線でのフライトチェックを担当したDC―8副部長の吉永機長も加わっていました。会議での議題のひとつは、片桐機長が乗員の命ともいわれ乗務に欠かせぬフライトバックを、ホテルに置き忘れて乗務したことでした。

また、通常ではよほどのことがないかぎり乗員はキャンセルしないといわれるフライトチェックを、片桐機長は体調が悪いという理由でキャンセルしたことなども話題となりました。さらに当時、片桐機長の奇異な行動が仲間うちではいろいろと取りざたされていたことなどでした。

その会議でA航空機関士は、明日出発する羽田―福岡間の片桐機長のフライトに同乗し、片桐機長の機内の様子をモニターするように言われたのです。さらに片桐機長の技能チェックについては、片桐機長が福岡から帰った後、万名機長が羽田―札幌便で行うことが決められました。当時、A氏は航空機関士という職務のほかに、国内訓練部教官を兼ねていたので、運航乗員の職場復帰訓練の一環として機長の復帰チェックを行うこととなったのです。

夕闇の滑走路を、直線状に照らしだされた飛行機の走行を示す灯火の間を、DC―8はキーンという金属的な音をたてて羽田空港を飛び立ちました。コクピットでは片桐機長が右側に座り、その後ろにA航空機関士、機長の左側には副機長が座っていました。

東京の夜空を、機体は急角度で上昇しつづけ、機体は6000フィートに達し、左に大きく旋回しました。その時、突然、機長が操縦桿を前に倒したのです。それによって、飛行機は上向きの状態から急角度に落ち込み、機長の後ろに座っていたA氏は真っ逆様に地上に落下すると感じました。

咄嗟にA氏は「墜落する、命が危ない」と思いました。いままでの長い乗務経験の中で、こんな恐ろしい経験は初めてだった、と語っていました。それはあたかも、遊園地のジェットコースターが急角度に落下する時と同じでした。

「ウイングレベル、ウイングレベルにするんだ」、A氏は大声で叫びました。ウイングレベルとは飛行機の機体を地面に平行に位置させることです。機長はというと、操縦桿を握ったまま、ただ呆然と放心状態で座っていたというのです。夜空に明るく照らされた東京タワーが、眼の前に大きく迫ってきました。

A氏の声に気づいたのか、片桐機長は操縦桿を手前にひき、機体はやっと通常の平行飛行状態に戻ったのです。DC―8と東京タワーとの衝突は回避、都心に墜落するという大惨事を免れたのです。

その後、この飛行機は無事に運航が行われ、午後9時に福岡空港に着地しました。

A氏はホテルの一室で、明日の東京に向かう片桐機長の運航乗務をどうしたらよいかと悩みました。それは、今日の福岡便のような運航乗務では、キャプテンとしての職務の継続は無理だと思い、明日のフライトは非常に危険だと感じました。機長のフライト状況を会社に報告すれば、機長は資格を失い職務からの離脱となります。それは機長の生活権まで奪うことになります。そんな重大な決定や権限は航空機関士には与えられていないのではないか、などといろいろ考えました。

さらにA航空機関士は、教官の肩書であったとしても試験官ではありません。しかも彼は機長でもないので、仮に機長を乗務から降ろすという結論を出したとしても、明朝7時の福岡出発便の代わりの機長はいまからでは間に合いません。ましてや、自分一人の判断でフライトを止めるという重大な結論を出せば、会社やお客さんに迷惑をかけることになるので不可能とも思ったのです。

「このまま片桐機長のフライトで羽田まで乗務して帰ろう」。こう結論付けて、翌朝早くホテルを出た大型バスには、コクピットクルーとスチュワーデスも乗り込み福岡空港に向かいました。A氏はバスの中でも羽田までのフライトを非常に心配していました。祈る気持ちでバスの席に座っていたのです。

DC―8は、福岡空港を予定通り早朝7時に飛び立ちました。A氏は、片桐機長の後ろからその行動を絶えず注意深く、そして細かく監視していました。ところが、昨日の異常態度とはうってかわって平常な状態であるように思われ、やや反応が遅いかなという感じもしますが、乗務員として不適格な素振りは特別みられなかったのです。

Ａ氏は、片桐機長のコクピット内の様子では、羽田まで無事フライトできそうだと、安堵しました。フライト時間は順調に過ぎていきました。やがて朝靄にけむる羽田空港に近くなり、高度も徐々に下げて着地体制にはいりました。東京湾の朝の海面の波の輝きまでもはっきりと見えはじめました。

その時です。

操縦桿を握っていた片桐機長が突然、操縦桿を前に倒したのです。

「機長、なにをするんですか！」。

飛行機はそのまま海中に突っ込んでいったのです。海から突き出ている鉄製の方向指示塔にもろにぶつかり、物凄い音がしました。Ａ氏は後ろから必死でキャプテンの動作を止めようとして顔を前に出したのですが、墜落時のショックでペデスタルに思い切り顔をぶつけ、顔面は血だらけでした。

Ａ氏が全身の痛みを覚えて、気がついたのは新宿の病院のベッドの上でした。

あの事故から、40年弱の歳月が流れています。しかし、Ａ氏はいま振り返ってもあの悪夢のような出来事には納得がいかなかったのです。あの重大な事故の責任は誰にあるのでしょうか。

「福岡からのフライトを止められなかった自分の責任は、確かに重いと思う」とA氏は言いました。しかし、「あの事故は、片桐機長の自殺行為そのものだ」と私には強調したのです。このことは事故の日の夕方、慈恵医大に見舞いに行った片桐機長のグループリーダーであるS機長も石川副操縦士から同じことを聞いています。あの頃、片桐機長の夫婦仲は悪く離婚する状態にあったそうです。フライトバックには、自宅と土地の登記簿を入れてたえず持ち歩いていたそうです。

さらに、この出来事以前に、片桐機長がモスクワ線のフライトチェックで「今日は調子が悪いから飛ばない」と言ったときに、その原因を調べずに見逃してチェック未了にし、機長職不適確としなかった、チェッカーの責任はないのでしょうか。

あの事故のあと公聴会が開かれましたが、その前日、片桐機長の妻と彼の友達がお花と菓子折をもってA氏の自宅を訪れたとのことです。その人たちは、片桐機長の病気の状態を知っていたのではないでしょうか。そうでなかったら、なぜ公聴会の前日に証言について何かをお願いするようなかたちで、A氏宅をわざわざ訪ねたのでしょうか。

私生活での機長の異常行動を家族が会社に伝えていれば、会社は本人を乗務から外す処置をとったはずです。社内の親しい友人や同僚たちが、本人の著しい性格の変化が病的なものであること、すなわち精神的な異常状態を知りながら仲間意識で機長の病気を庇ったとするなら、同僚の責任はどうなるのでしょうか。それこそ、他人に対する無関心さが会社に告げることを拒んだ結果ではないのでしょうか。

片桐機長の健康管理を担当していた日航運航乗員健康管理室のドクターに責任はあるのでしょうか。日本航空の社内でも、運航乗員健康管理室の医師の責任が問われていました。乗員の健康管理が悪いから事故を起こしたのだ、として犯人扱いされていました。結果的には、Y医師が責任を一人でかぶったのでした。

しかし、長期にわたる診療の間、医師の前で本人は異常行動を示さず内科的症状を訴えるのみでした。「心身症」という診断が出ても、Y医師が本人の訴える症状の他に、家族、友人、同僚などから情報を収集し、適格な診断を下せるような環境に置かれていたでしょうか。

企業の中で医師としての尊厳をもち、仕事を計画立案して予算を計上し理念をもって健康管理を行い、あくまでも会社側のいいなりにならずに、医師としてのニュートラルな立場を維持して仕事はできたのでしょうか。

後日、片桐機長は妄想型精神分裂病と診断され、なぜあんな病人を飛ばしていたのか分からないというような、ジャーナリストや世間からの批判がありました。

前述したように、乗務員は一般のサラリーマンと違って会社にはデスクがなく、さらに会社にはほとんどいません。会社にいる時間といえば、年に数回の教育のために会社に来る時と、フライト前に機長、副操縦士、航空機関士、スチュワーデスと行う短いブリーフィングの時間だけです。毎回、決められたスケジュールに従って乗務を行い、乗務が終わればそのまま帰宅するのです。そのために会社への帰属意識がどうしても希薄にならざるを得なかったとさえ言えるでしょう。

さらに医師との接点についていえば、年2回の身体検査というごく限られた面接時間だけです。病気があっても見つけられないように隠したり、精神状態のいいときを選んで受診すれば、医師は正しく的確に患者の病状を診断することができるでしょうか。そんな発見の困難な環境のなかで航空会社の医師はどこまで責任があるのか、疑問です。

組織の中で常勤の医師が1人で2000人以上の運航乗務員の健康状態を把握するのは困難で、さらに職務に追われていて、余程多くのチャンネルをもって情報管理がなされないと病状の発見は難しいと思われます。

また、精神科医ではない内科専門の健康管理医が、ごく初期の精神科の患者が分からなかったといって責められていいのでしょうか。

医師が機長に、「貴方は病気である」といって、乗務から降ろすことは機長の職業を奪い生活権を奪うことにもなるため、機長ならびにその家族は体調のいい時に受診し、体調の悪い時には受診せず自分の病気を隠そうとさえします。運航乗務員は、健康上の理由だけで自分の仕事を奪われるかもしれない医師に、自分の健康について正直に話をするでしょうか。

安全のためとはいえ、自分たちの生活権や仕事を奪うことにもなりかねない医師と運航乗務員との間に、信頼関係は果たして存在するのでしょうか。

運航乗員健康管理室は物理的な名前だけであって、実際、組織名ではなかったのではないでしょうか。組織の長は権限があり、責任はないのでしょうか。

そんなことをA氏は私に話しました。

航空の安全は、航空会社に社会的な責任があります。さらにパイロットの健康管理はパイロット個人の問題だけではなく、パイロット自身にも安全にお客を運ぶという社会的な責任もあります。また、家族もパイロットの健康に関心をもって安全に対する配慮が必要です。

あの事故から40年近くたったいま、運航乗務員の健康管理についてさらに企業責任を含めて、もう一度安全について考えてみる必要があると思われます。

A氏は、事故によって満身創痍となりましたが、奇跡的に回復しました。彼は事故後、病院を退院するさいに記者会見をしています。

「完全に回復したら、また飛行機に乗って仕事をしたいですか」という新聞記者の質問に、「乗れるような体に戻ったら、もう一度乗りたいと思う」と答えたそうです。

運航乗務員は、空を愛し、空を飛びたい人の集まりです。みんなに愛された素朴な性格の彼の姿をもう見ることできません。天高く飛んでいってしまったのです。

医家芸術　昭和58年春季号、昭和63年夏季号より加筆改訂

羽田沖事故　元産業医の叫び

私は昭和48年に日本航空の常勤医になりました。それから9年後の昭和57年4月に、羽田沖墜落事故が起こったのです。それを契機に、私の運航乗務員に対する考え方が変わりました。

それまでは、運航乗務員の健康管理は私の管理分野ではありませんでした。その頃、私は運航乗務員に対して実はあまり同情的ではなく、むしろ「ストライキ」ばかりするので嫌悪感さえ覚えていました。

しかし、羽田沖事故後に運輸省が行った、より厳しさを増した運航乗務員航空身体検査には目に余るものがあり、そのような状態を深く知るにつれて、私は心が動くのを感じていました。

当時日航には健康管理室が2つありました。運航乗務員に対するものと、その他の職員に対するものです。事故時、運航乗務員の健康管理を担当していたのはY医師で、彼は事故後、責任を取らされたかたちで私の方の健康管理室に転属されました。

運航乗務員健康管理は、ごく普通の安全衛生法に定められた身体検査と、さらに航空法に定められた航空身体検査証明が有効なものをやっていたと言えます。その他、パイロットにとって重要なものは技能証明、型式証明、路線資格、離着陸経験などの複雑な資格要件が必要とされています。

私の担当する職務分野は、運航乗務員以外の整備職、客乗職、一般職で、それは本社機構の一つとして、医師の数や施設なども運航乗務員健康管理室より格段と上回り、内容も充実していました。

国際空港である成田空港では、整備職の人々は人間ドック並みの健康管理の項目を行い、若年者であっても年2回の胃レントゲン撮影や心電図検査も行っていました。これに対して、運航乗務員の血液検査の数などは僅か5項目でした。

日航の常勤医となる10年前から、私は週2日アルバイトのかたちで日航の羽田地区診療所の非常勤医師となりましたが、そこでは昭和43年に早くも社員の健康管理を行うことになったのです。当時は、一般的に使われている「健康管理」という言葉さえなかった時代で、一般の会社ではまだ健康管理を職員に行っている所はあまり見られなかったと思います。

そうしたある日のこと、羽田管理部福利課係長のY氏が医師の集まった会合で、「これからは羽田地区で職員の健康管理を行いたい」と言ったのです。それは医師である私にとっては大変ショックでした。医師が必要ではなくなる、という心配が胸に沸いたからです。

それまでは病気になったときは、個人管理に任されていました。会社が率先して、社員の勤務時間中に健康状態をチェックするために呼び出すようなことはなかった時代です。

体調が悪いからと離席して診療所に来る人はいましたが、今回始まったのは、午前中の一定時間に職員の健康状態をフォローアップするために強制的に呼び出す、というものでした。

従業員を強制的に医師が検査するということは、身体検査を除けばこれまでなかったことです。企業内で「疾病の予防目的」で職員を呼び出し、医師が指導することは革命的な出来事だったと言えます。

振り返れば、非常勤時代に始まった健康管理（疾病管理）は比較的早い時期に行いましたが、これは病気になってからの強制的な治療管理であり、予防的な意味合いは少なかったと思います。

冒頭で私は、昭和48年に日航の常勤医になったと述べましたが、そのきっかけは産業医制度ができたことでした。日航から私に産業医になってくれとの要望があり、それを受けたのです。

健康管理を担当するようになっても、「健康診断」を行う以外には日常生活の予防的なものはなかったのです。よく知っていた勤労部部長に呼び出され、拝み倒されて産業医になったのに、「騙された」と、私は本心からそう思いました。

それでもめげずに、東海大学社会体育学部の高橋和敏教授の自宅を訪ね、日航職員の体力づくりをお願いしました。職員が健康で過ごす、即ち病気の予防をまず考えたのです。

こうして日航の健康管理は体力測定から始まったのです。

この業務は羽田ライン整備工場を皮切りに開始され、やがて客室乗務員に関しては「Kデー」なる名称で「1日健康の日」が設けられました。それは午前中に健康診断、午後から体力測定と運動をする1日として設定されました。さらに、昭和51年からは客室乗務員の入社試験にも体力測定が導入されたのです。

一般職員の通常の身体検査は、現在の人間ドック並みの内容でした。さらに、それまで年間の一定期間に限定していた身体検査は、生年月日を基準にして通年で行うようになりました。

ところで、私が日航に勤務していた期間に航空機墜事故やハイジャック事件などがすべて集中したと言っていいと思われます。その最後の事故が「御巣鷹山」の航空機事故でした。それらの事故の一つひとつが厳しかったという思いがあります。ただ私の退職後は一度も航空機事故や事件は起こっていないのです。苦労の多かった時期と言えますが、こうした事故や事件がわれわれ医師や看護師の存在を必要とし、その一方で健康管理の充実に繋がったと言ってもよいと思います。

私が運航乗務員の健康管理を担当するようになったのは、羽田沖墜落事故の3年後です。

事故直後にパイロット担当だったY医師に代わったのは、慈恵医大出身のH医師でした。言うまでもなく、事故後は運航乗務員に対する健康管理をより厳しくする必要があるとの認識が生じたのは当然のことだと思います。

ところが、運輸省の作成した新しい基準はあまりにも厳しくかつ非常識で、少しでも基準から外れると不合格とされたため、身体的な理由で離職となる運航乗務員が多数発生しました。その数は110名にものぼったのです。

運航乗務員の一部の人たちは、この規定の作成に協力した慈恵医大の医師たちを恨み、そのとばっちりは慈恵医大卒の私たち産業医にまでも向けられました。

こうした状況の下で、運航乗務員の健康管理体制を確立すべしとのお鉢が私に回ってきたのです。私は会社からの要望に応諾しませんでした。そして、中東地区の巡回診療に出かけました。ところが、なんと健康管理部長のH氏がその巡回に私の後を追ってついてきたのです。彼は、運行乗務員の健康管理が直面する現状と苦境を訴えました。私の考えは彼の話を聞いて変わっていきました。

こうして運航乗務員の健康管理を引き受けることになった私は、いくつかの条件を提出しました。会社側はそれらすべての条件を飲んだのです。かくして全社員の健康管理づくりの体制がはじまりました。

日航の健康管理室はやがて、東京、成田地区で130人（うち常勤医13人）の医師が配備され、CT、MRI、カラードップラー、ホルター心電図、胃カメラなどを設置し充実していきました。さらに航空関係の研究も行われ、海外の学会発表が年間に10件以上にも及んだのです。

入社して数年後に、私は各国の健康管理を視察して回わりました。その際、アメリカ、イギリス、フランス、ドイツなどのエアラインの健康管理施設を視察したのは言うまでもありません。私が日航を去る頃には、それらの国に比較しても劣ることのない立派な健康管理体制ができ上がっていたと確信して言えます。


その後、日本航空は業績不振となり、企業再生のために政府と金融機関に支援を要請し、やっと立ち上がったような状態です。その結果、健康管理体制が衰退した状況下にもありました。

日常の健康診断は外部に依存し、仕事の効率も悪くなっています。会社が声を大にして叫ぶ経費節減が、かえって高価なものについていているようでした。

運航乗務員の身体のことで事故が起きれば、会社は終わりです。運航乗務員の健康問題は、運航乗務員だけの問題ではないのです。それは、お客の命を守ることでもあります。安全管理体制を常時完全な形で維持することは確実にお金がかかります。安全に繋がる健康管理は有効な投資です。航空会社は、公的な利益が私的な利益に常に優先するというものでなければならないのです。

高齢社会となったいま、企業も自社職員の健康の大切さを十分に認識していることでしょう。しかし、この認識が現実に生かされるかどうかは、あくまでも企業業績が良い時の話であったように思われて仕方がないのです。

医家芸術　２０１０年１月冬季号より加筆訂正

第3章　ハイジャック

よど号ハイジャック事件

私が思い出す事件として大きなものに、日本で最初の航空機乗っ取りの「よど号ハイジャック事件」があります。航空機を乗客もろとも乗っ取るハイジャックは、1930年に南米ペルーの革命派が国内線の旅客機を乗っ取ったのが、最初とされています。

60年代に入ると中南米地域で唯一の社会主義国、キューバへの亡命を目的とするものが多くなりました。60年後半になり、中近東、ヨーロッパにも地域が拡大し、とくにパレスチナゲリラがパレスチナ解放闘争としてハイジャックを行うようになったのです。世界中では1968年に207件、1969年に806件と、キューバやアラブ・イスラエル紛争の激化によって発生していました。

「ハイジャック」という言葉は、密造アルコールを輸送中に車や船ごと略奪する意味で、アメリカの禁酒法時代に生まれています。ハイジャックは、その目的によって3つに大きく分けられます。

1　政治亡命やあこがれからの自国脱出型
2　過激派など革命闘争行為を目的とするゲリラ型

3　精神異常者が衝動的、発作的におこす異常者型

70年から72年をピークにしたハイジャック発生は、ＩＣＡＯを中心に世界各国が連携して進めた保安対策が効果を上げ、73年以降大きく減少しました。日本では、国内線6件、国際線3件のハイジャックがありましたが、全事件を通じて1人の犠牲者も出さなかったことは、不幸中の幸いでした。

日本航空は国際線については、乗客の手荷物検査を厳しくしていましたが、国内線は全く無防備の状態でした。そうしたなか、1970年3月31日に、日本刀やモデルガンを持った9人の赤軍派によって、東京発福岡行きの国内線「よど号」がハイジャックされました。「よど号」というのは、この旅客機につけられた愛称で、日本航空では創設時の1951年から1971年まで自社の旅客機には愛称をつけていました。

私は、1963年7月より、日本航空の嘱託医として勤務し、羽田地区の診療所に週2日、アルバイトのかたちで勤めていました。当時は、まだ慈恵医大に所属していた医者でした。

ハイジャックのあった前日の3月30日、私は医局の同僚たちと一緒に伊豆にゴルフに

行っていました。翌日、ゴルフのハーフが終わりクラブハウスに戻ると、テレビの前に人だかりがしていました。テレビを見ている人に、「何かあったんですか」と問いかけると、「日航機がハイジャックされたんだよ」と、教えてくれました。テレビには、尾翼に鶴のマークの付いた日航機が映しだされていました。

その時は「ハイジャックがあったのか」という程度で、自分とは全く関係のない出来事だとして気にも留めていませんでした。ところが、その夜遅く、東京の奥沢にあるアパートに戻ると、家内が「日航から明日、北朝鮮に行くように言ってきましたよ」との話を伝えられ、一気に緊張しました。

「2、3か月は帰れないかもしれないと、日航の人に言われたので、寒いと困るからデパートに行ってくだらの下着も用意しておきました」と家内が言うのです。私のいないところで、ことは意外な方向にすすんでいたのです。

この話には余談があります。

私の母親が家内との電話で、「どうして私の息子を北朝鮮に行かせるんですか。私は認めませんよ」と、きつい調子で怒ったそうです。母親と嫁の喧嘩でした。家内は、夫が頼まれて「北朝鮮に行け」と言われたら、絶対断らない性格だと思い込んでいたフシがあります。だから夫に対する思い遣りの気持ちから、温かいラクダの下着を用意することになったのです。しかし母親からすると、「私の産んだ子を、そんな危険なところに行かせるわけにいかない」となりました。

さらに大学内でも、北朝鮮に3か月も大学の医者を身代わりに送り出すことが、教授会で問題になったと聞きました。これらの話はいずれも無事に帰国したことで、大きな問題にはならなかったのです。

しかし、そうはいっても事の重大さに驚き、他人ごとと思っていたことが、いつの間にか自分が関わることに話が進んでいて、びっくりしたことは覚えています。早速、パスポートを確認したところ、パスポートの期限が切れていたのです。「やれやれ、これで北朝鮮行きは免れた」と思いました。

翌朝は風邪気味で、しかもゴルフで疲れた身体で大学病院の外来診療をやっていました。そこに日航の診療所の婦長さんから電話がありました。

「今日の午後、羽田から救援機が出ます。ハイジャックされているお客さん用の救護薬品を乗せるので、指示して下さい」と。さらに、「本社で結団式をやるから来るように」、「その前に外務省に寄るように」。

矢継ぎ早の電話連絡です。気が付いたら自分の意志とは無関係に、いつの間にか事件にまきこまれていきました。外来を早めに切り上げて、外務省に行きました。ところが驚いたことにパスポートが、なんと30分でき上がったのです。どうしてこんなに早くできるのか、と思いました。そして東京駅近くの日本航空の本社に行ったのです。

そこにはドクター3名、パイロット2名、看護師2名、事務職1名が集まっていました。全員が一列に並び、部長の安保さんが「これから救援機の結団式を行います」と、厳かに宣言しました。さらに「この中から身代わりとして「よど号」に乗って北朝鮮に行っていただくので、よろしく。期間は3か月を覚悟していてください」と話したのです。

当時、私は日本航空羽田地区のドクターの代表社医だったので、すでに覚悟は決めていましたが、医者一人で見知らぬところに長い期間いるのも寂しくて不安があり、海外によく一緒に出掛けて気心の知れた野田豊先生に「一緒に行かないか」と誘ってみました。野田豊先生は「先生と一緒なら」と気軽な感じで同意してくれたのです。あのときの野田先生の言葉は、本当に心強く感じました。

結局、私と野田先生の医師2名、越田キャプテンとMキャプテンのパイロット2名が「身代わり」に選ばれました。もはやレールに乗せられたように、自分の意志とは無関係に、すべてのことが決められ進んでいきました。

羽田に着くと、晴れた青い空の下に救援機と思われる飛行機が1機、広々とした空港に静かに待機していました。新聞記者と思われる人たちがコメントを求めて周辺に集まってきました。質問が矢継ぎ早に飛んできます。前もってブリーフィングで、「質問には一切コメントするな」と会社から言われていたので、無視してタラップを駆け登りました。悪いことをしたとも思いましたが、時間がないので仕方がないと、自分に言い聞かせました。

薬品は大きなダンボール箱に3、4個。その他に下着、靴下、歯ブラシ等が入った救援物資も積み込まれました。東京大学の著名な内科学教室の吉利和教授が機内で心筋梗塞を起こしている、との情報が伝えられていたのでポータブルの心電図も持って行きました。

飛行機の後ろのほうの座席に座り、やっとほっとしました。朝からの眼の回るような忙しさから解放され、静かな時間が持てたと思ったのです。そのとき、テレビで見慣れた人が声をかけてきました。「よろしいですか」と言われ、断るわけにもいかず、ただうなずきました。

「乗客の身代わりに行かれるそうですが、今のご心境をお聞かせください」。一方的で、詰問口調です。「それはー」と言って、あとは声が出ませんでした。緊張が解けて無防備であったせいかもしれません。こんな時の気持ちを一言で言えるわけがありませんし、まさかこんな質問を受けるとは予測もしていなかったのです。人が真剣に行動しているとき、どうしてこんな質問をするのか。私は無視して、一言もしゃべりませんでした。

ところで、人との出会いにも何か運命的で偶然があるのではないかと思います。というのはその後、東京湾に墜落した日航機の片桐事故の際に、医療担当の責任者として羽田のオペレーションセンターで指揮をとっていました。事故の乗客が、羽田東急ホテルの一番上の階の大広間に集まったとの知らせを受けて向かいました。そのホテルの1階にあるエレベーター前で、またこのアナウンサーと会うことになったのです。

「片桐機長はどこにいるのですか。教えてください」と聞かれました。この時も私は何も答えませんでした。いや、答えられなかったのです。機長と副操縦士の2人を、救急車で慈恵医大に運んでいたのです。それが後日、「機長隠しの疑い」と新聞に報道され、さらに警察の取り調べを受ける羽目にもなりました。

さて、機内では、自分のこれからの運命がどうなるかを考えて、緊張していました。やがてソウルの金浦空港に着きました。空港の左手の端にはJA351便、よど号（B727）が駐機していました。

空港では何も情報が入らず、ただ空港の廊下で待機しているだけでした。お茶も出なければ夕食もなく、とてもお腹がすきました。ただ、初めて経験するハイジャック事件でしたので大変緊張もしていました。人が多く、混雑した狭い部屋の中では私の座る場所さえなく、廊下の床の上に座って、ただ北朝鮮行を待ったのです。不安な時間だけが過ぎて行きました。

この不安を解消しようと、ぶらりと部屋を抜け出しました。空港にあるお土産店を覗いたところ、5㎝ぐらいの小さな木彫りと韓国のチョゴリを着た10㎝ぐらいの人形があったので、何の気もなく買い求めました。衝動的と言ってもいい買い物でしたが、この人形はいまでも大切に持っています。ただ、その人形を見ると、その時のことを思い出して胸が痛みます。

こうした中で、唯一の救いがありました。当時、大韓航空の医師のトップであるケー先生が親切に言葉をかけてくださったのでした。その時、初めてお会いしたのですが、その後、日航の常勤産業医として海外の学会に出かけた際には、国際航空宇宙学会の古株でもあるケー先生が、親切にいろんな国の医師を紹介して下さいました。今でも、あの時のやさしさには感謝しています。

夜の11時を過ぎて、今日はもう何も起こらないとの通知を受け、空港を引き上げてソウル市内のホテルに向いました。ホテルの部屋はオンドルで床が温かく快適でした。しかし、ホテルにはすでに食事の用意がなく、みんなで外に食事に出かけました。町の露店で24時間ぶりの食事でした。いまも忘れませんが、その時に食べたにんにくの丸焼きが本当においしくて、しかも汗が出て、風邪が一気に吹っ飛んだように思いました。

翌朝の早い時間、全員が1階のロビーに集められました。会社からの伝達によると、赤軍派の犯人たちは、私たちが身代わりとして飛行機に乗り込むことを認めてくれなかったとのことでした。当時、運輸政務次官だった37歳の山村新次郎代議士が、身代わりになることが決まったのでした。当時、山村代議士は「男、山新先生」と言われ、われわれ4人の身代わりは空振りとなったのです。

こうして、解放されたお客さんを乗せた飛行機で、共に日本に帰国することになりました。緊迫した気持ちが一挙に緩み、その解放感で全身の力が抜けたことを思い出します。そんな気持ちのゆとりとは逆に、「折角、北朝鮮が見学できたのに残念」という思いも心のどこかにあったように思います。

日航特別機「ひだ号」は、夕暮れの太陽を受けてソウルの空港を出発しました。機内は解放された喜びで、乗客はみなさん賑やかでした。少しでも早く元気にと、乗客にビタミン剤を配りました。しかし、なかには機内で点滴を受けるほど衰弱した人もいました。

ところで、ハイジャックされた乗客は、福岡で日本内科学会総会が開かれていた関係で、学会に出席するために内科のお医者さんが沢山乗っていました。その中に平成29年7月に亡くなられた聖路可病院名誉院長の日野原重明先生も乗っておられて、一緒に羽田に帰国したことを懐かしく思い出します。

午後8時過ぎに福岡空港に着き、そこで慈恵医大の上田泰教授にお会いしました。さらに飛行機は福岡を飛び立ち、羽田空港に到着しました。乗客を降ろしたあと、最後に救急薬品を降ろして機外に出ました。この2日間は、時間が本当に長かったように感じられました。

外は暗く、何もなかったかのように静かに雨が降っていました。

ダッカハイジャック事件

気ぜわしく毎日仕事にあけくれて過ごしてきたせいでしょうか、旅に出かけると、たとえそれが仕事のための旅であったとしても、何かほっとしたものを感じて気分転換にはよい方法でした。

航空会社に勤務していたので、年に数回の海外診療や学会などでいろんな国に旅する機会が多かったと思います。私には「旅すること」が悉く楽しかったのです。旅は、人の心に潤いを与えたり、豊かな体験や知識を与えたりします。ただその旅も、時には「旅するもの」に厳しい試練を与えることもあります。

私は赤軍派とは妙な縁がありました。航空会社の職員でも、2度もハイジャックに関係があったのは私ぐらいだと思います。

昭和52年9月28日。その日、私は一生忘れることのできない事件に遭遇しました。悪夢のような出来事であり、早く忘れるべきでしょうが、あの数日間のことが脳裏から消えることはありません。

私自身が乗り合わせた飛行機がハイジャックされたのです。「ダッカハイジャック事件」です。当時、福田赳夫総理が「人命は地球より重し」と言われて、犯人に60万ドルの身代金を支払ったハイジャック事件です。

その旅は海外の巡回診療でした。実は出かける前から、何故か気が進みませんでした。

会社からの出張の要請を出発間際になっても拒みました。事件に遭遇するのではといった予感のようなものがあったわけではありません。

巡回診療というのは、日本航空に所属している医師が、世界の各地を回って医療相談や健康診断などを行っていた制度です。その頃は東南アジア、中近東地区の邦人が医療の不便さを感じていました。それを少しでも解消するために設けられた制度です。インドでは、ニューデリーやカルカッタの小学校で年2回の定期健康診断を行っていました。初めは日本航空の販売促進課がはじめましたが、後に健康管理部が引き継ぎました。

その年の5月に、カイロ市周辺に住む日本人留学生の間に肝炎の集団発生があり、その実態調査のために日航嘱託医の今井医師と一緒にカイロに出張したのです。現地で肝炎に罹患した人達に会い、病歴を詳細に調査し、採血した血液を日本に持ち帰り種々の測定をしました。その頃は、まだ肝炎のウィルスの同定などがなされていない時代で、肝炎の詳細はいまほどわかっていなかったのです。そうしたことから、今回の2度めの9月の出張では肝炎の確定診断のためにペア血清を採血し、抗体値の測定をする必要があったのです。

しかし、何故か出発ぎりぎりまで出張したくないと言っていたので、「ビザ」も持たずに飛行機に飛び乗るというありさまでした。日頃、霊感とか予感などというような、特殊な才能など持ちあわせていない私です。何故あのようにまでしてカイロ行きを拒み抵抗したのか、自分でもまったくわかりません。

なんとかカイロで肝炎調査の仕事も終え、顔見知りの会社の人達と朝からピラミッドのふもとにあるゴルフ場でプレーを楽しみました。さらにその晩、お酒を一滴も飲めない私のために日航職員とのお別れマージャン大会が開かれました。不思議なことに、その日のマージャンは私が憑きに憑いたのです。「一生に一回の憑き」と言ってもいいぐらいの勝利でした。カイロでマージャン名人と言われる職員達を相手に、私は勝ちに勝ったのです。何もお客さんだからと言って、私に手心を加えてくれた訳では決してないと思います。マージャンの勝ち負けは、運が決め手であるともいわれていますが、9回の内、7回もトップになったのです。

翌朝、帰路へと出発するカイロ空港は、いつものように人で混雑していました。飛行機のタラップ付近まで見送りに来てくれた仲のよい空港所長の岩倉さんが「先生は憑いているから気を付けて帰って下さいよ。特別、憑き過ぎていますからね」と、妙な言い方をしたのです。その時の「特別」という言い方に、何か引っかかりましたが、それはちょっとした冗談だとあまり気にもとめなかったのです。いま思い返すと、彼は昨晩の私の憑き過ぎたマージャンの勝ち方に、何か不思議なものを感じていたのかもしれません。

私は機内でファーストクラスの5Aのシートに座りました。窓側の一番後ろの席です。ベルトを締め、カイロの回想にふけっていました。そして、昨晩のマージャンの勝ち方に、一人でにんまりとしていました。飛行機の窓の外からは、ギザのピラミッドが遠く霞んで見えました。

カイロには以前も何回か来たこともあるので、市内見物も買い物も特にしませんでした。海外に出かけても、旅先でマージャンやゴルフをして、そのまま帰ってくることも多かったのです。普通の旅行と違って、外国に行くのも仕事の一つで、日本にいるのとそれほど変わらないのです。

ただ、鞄の中には、家内に贈る指環のお土産が入っていました。結婚当初はエンゲージリングも買ってやれないぐらい貧乏な生活でした。そんな時代を過ごしたお詫びのつもりで、東南アジアやインドなどに出かけると、いつも指環を買ってきました。

JL472便はパリを出発点として、アテネ、カイロ、カラチ、ボンベイ、バンコク、東京というフライト経路です。飛行機は次の目的地であるカラチに向かっていました。客席は、ほぼ満席です。暇にまかせてカバンの中に入れてあった、團伊玖磨のエッセー集『パイプの煙』を読みはじめました。カラチまで6時間のフライトタイムでしたが、わりと早く過ぎていきました。

カラチ空港で、給油のために1時間あまりの時間がありました。飛行機から降りて空港内にある免税店で、黒い布で顔を覆った小さな人形を長女の土産に買い求めました。海外旅行に出かけるたびに、その土地の文化の匂いのする民芸品とか人形を記念に買うことにしていました。その人形は長女のためだけではなく、私の旅の思い出でもあったのです。

再び機内にもどると、客室乗務員が全員代わり、澤田隆介機長がデッドヘッド（勤務ではなくて次のフライトのために飛行機に私服で移動すること）で隣の席に座りました。その後に遭遇したハイジャック事件で、大活躍した若くて優秀なパイロットです。

席に着いてからしばらくして、日航カラチ空港支店のマネージャー酒井氏が、額に汗を流しながら、私達が座っている機内の席に飛んで来ました。日頃は周囲におかまいなしに大声を張り上げて話をする活発な人ですが、その時は押しつぶしたような小さな声で澤田機長にささやいていました。聞き取れなかったのですが、何か重大な出来事のように思われたのです。

彼が私たちに知らせに来たのは、マレーシアのクアラルンプール空港近くで起こった、

「日航機墜落事故」の知らせでした。着陸に失敗して、何人かの死者が出たということでした。一瞬愕然となりました。しばらく事故もなく平穏な日々を過ごしてきたのに、と正直そう思いました。私が日航に嘱託医師のかたちで勤務するようになったのは昭和38年からです。それ以来、飛行機の整備に真剣に取り組む整備員の姿を見聞きし、その仕事ぶりに感動していました。そして「日航機は世界一安全だ」、と信頼していたのです。

したがって、事故が起こるたびに日航機がどうして事故など起こすのか、不思議な気持ちさえしていました。しかしインド、モスクワ事故と続き、そのたびに医療班の医師として何かと尽力して来たのです。きっと今頃は、同僚が事故機救援のために出発準備に明け暮れ、緊迫した仕事をしている姿が脳裏をかすめました。

帰国したらすぐクアラルンプールに出発できるように睡眠をとろうと思って、カバンの中から睡眠薬を取り出し口に入れました。日頃、睡眠薬を飲みつけているわけではないので、すぐに深い眠りにおちていきました。

ボンベイ空港では203人の乗客が機外に降り、前方のドアより209名の乗客が搭乗しました。通過乗客は機内残留でした。搭乗時点では、特に不審な点が見られる乗客はなく、機内持ち込みの手荷物も若干多いという程度で、何ら不審な点は見られなかったのです。

これはASP（アシスタントパーサー）の斉藤修二の記憶です。彼は「Welcome」のアナウンスをして、F／Cの客席を回り、ラウンジに座り、離陸の準備を待ちました。こうして離陸して「No Smoking」のサインが消えて、4、5分たったころのことで、ボンベイ空港を出発して正確には11分後のことでした。高度25000フィート付近で、事件は発生したのです。

若者が機内で喧嘩でも始めたように、「ウォー」という叫び声とも掛け声ともつかぬ奇声を張り上げ、あわただしい足音もしました。前方の操縦席の方に駆けていく2、3人の若者の姿が見えました。一瞬、何が起きたのか判りませんでした。それは深い夢の中での出来事のように思われました。どれほどの時間が過ぎていたのかもわかりませんでした。

ASPの斉藤君が騒ぎを抑えようとして、急いでシートベルトをはずして席を立ち上がりました。同時に、ピストルを持った4人の男に囲まれ、そのうちの1人が胸にピストルを突き付けました。

「操縦席のカギを出せ。お前が持っているのはわかっている。出さないと乗客を殺す」。

斉藤君は、ズボンのポケットから仕方なくキーホルダーを出しました。5、6個ある鍵の中からロッカーの鍵を出すと、犯人の2人がガチャガチャと鍵穴に差し込んで開けようとしました。しかし操縦席は開かなかったのです。

「ドアが開かない。電話で開けるように言え」と犯人の1人が言い、斉藤君を前方のインターホンまで連れて行きました。ピストルを突き付けて、「機長に、開けないと乗客を殺すと言え。余計なことは言うな。ただドアを開ければいいんだ」と脅しました。

「ハイジャックです。乗客が殺されるので、操縦室のドアを開けて下さい」と斉藤君が言うと、すぐさま飛行機が降下を始めました。犯人たちは直ぐにそれに気づき、「機長に機首を下げるなと言え」。この時斉藤君は、犯人たちがかなり飛行機のことを詳細に知っていて、訓練されているなと感じたと言っていました。

斉藤君は仕方なく機長に伝えると、機長が「犯人は何人だ」と聞いてきましたが、「よけいなことを言うと乗客を殺す」と繰り返し、突然、斉藤君の顔面を殴りつけました。胸にピストルを突き付けられていて、機長の問に答えることができなかったのです。

操縦席の内側よりドアが開くと、犯人2人が操縦室になだれ込みました。私が眼をこすりながらすぐ真横を見ると1人の若者が立っていました。濃紺の縦縞の背広を着た、色白で背の高い男でした。顔を布でかくし、右手に黒いピストルを握り左手には手投げ弾をもっていました。

「手をあげろ」

「下を向け」

「動くな」

「顔を見るな」と、矢継ぎ早に叫びました。

日本語、次いで英語でした。機内はすぐに静かになりました。ようやく、乗客にもハイジャックにあったことがわかったのです。禁煙の明りが消えて、30分もたっていませんでした。

ファーストクラスの客室の見張り役の犯人は覆面をする前に、「Face down」と言ってピストルで制圧し始めました。しかし、アラブ人の乗客は言葉が分からず、犯人の顔を見ていました。犯人は極度に興奮して、いきなりピストルの台尻で乗客の顔に殴りかかりながら、乗客のこめかみにピストルを突き付け、「Face down Obey my ordor」と怒鳴りました。乗客は意味が理解できないまま、唖然とまだ見上げていました。それを見て斉藤君は「Don't look at him」と言って、アラブ人の頭を押しさげました。

午前8時45分。

「この日航472便は、日本赤軍によって占拠された。命令に従えばみなさんの生命と安全は保障する」と機内の放送がありました。一瞬にして夢うつつの世界から、厳しい現実の世界に身を置くこととなったのです。

この時初めて、私は「困ったことになった」と思いました。最初は恐怖というよりは、どうしてこんな事件に巻き込まれたのか、さらに「ついていないな」という思いでした。それまで長年、事故とかハイジャックというのは、日航の医師として乗客の救援などに出かけるものという立場で過ごしてきたので、まさか自分がハイジャックされるとは夢にも思っていなかったのです。

よど号やドバイ等のハイジャック事件以来、防止検査が徹底されていたはずでした。しかし、ハイジャッカー達はピストルや手投げ弾、そしてプラスチック爆弾を持って武装していたのです。

機内の乗客はみんな両手を上げ、眼をつむり長い沈黙の世界に入りました。足を組み替えても怒られました。長時間におよんで手を挙げていることは、非常にきついことです。静寂がつづき、さらに静寂が深まっていきました。

客室では、犯人達の命令に服従しなかった乗客が、1人また1人とピストルで殴られるのを見ました。私もピストルの銃柄で殴られました。その時、私は『パイプの煙』を再び読みはじめていたのです。

こんな事件に巻き込まれて日本に帰るのが遅れる。そう思うと、なぜか仕事のことが気になってきました。クアラルンプール事故のこと、慈恵医大の外来診療のこと……。

やがてじわじわと静かに恐怖感が忍び寄って来ました。かすかな身体の震えを覚えました。わずかに眼を開けると、狭いファーストクラスの通路の前方に1人、真横に1人と計2人の男が立っていました。前方の犯人も覆面をし、右手にピストルと左手に手投げ弾を持っているのです。咳一つできないような重苦しい沈黙の世界。

犯人達は、お互いに30番とか50番と番号で呼び合い、さらに30番がしばらくすると35番とか39番と変わるので、人数の把握が難しかったのです。人数を少しでも多く見せるための策略だったことが後でわかったのですが、犯人は計5人でした。

リーダー20番は25~28歳。身長160から165cm。灰色のハンチングにサングラスをかけ、ヤセ型できゃしゃな感じでした。顔は逆三角形で、ただ1人覆面をしていません。顎と頬がやや出っ張り、眼が大きくまつ毛が長くやや出っ歯。子供のような優しいしゃべり方をし、ダッカに到着後も英語で交渉にあたっていました。日本赤軍の「軍事委員会」のリーダーであった丸岡修と思われます。

サブリーダー30番は25歳〜30歳。身長１６０から１７０㎝。チロリアンハットを被り、金縁のサングラスに覆面。やせ型。目が大きく鼻が高く、顎が短い感じでした。ハーグ事件に関わった元京都産業大学生西川純や丸岡とともに「日本赤軍」のリーダーで、ハーグ事件、クアランプール事件に関わった元慶大生の和光晴生とみられます。

10番は23〜25歳。身長１６０から１６５㎝。目が細く角顔、色白。航空知識に富み、コクピットを監視しながら運航を指示。非常口にセットされた爆弾をつくったのもこの人物で、元予備校生の戸平和夫とみられます。感激屋でした。

40番は30歳ぐらい。身長１６５から１６８㎝。肩幅広く筋肉質でガッシリした体格。金縁眼鏡。乗客の見張り役で、子供をあやしたり病人の世話をする反面、凶暴で怒りっぽい。クアラルンプール事件で釈放された坂東國男と思われます。

50番は28歳から30歳。身長１７５㎝。長身で、のっぺりした顔立ち。黒縁の眼鏡にダークグレーの縦縞のスーツを着ていました。口数が多く、機内で歌を歌っていたのが印象的でした。コレラ騒動の時に最後部のトイレの見張り役を務めました。板東と同じく、クアランプール事件で釈放された佐々木則夫だと思われます。

ボンベイに出張で来ていてハイジャックにあい、アルジェまで一緒に行った友人は、朝早く社長と一緒に空港に着き、空港ロビーで同業者の知り合いのインド人と会ったそうですが、ハイジャッカーは見なかったと言っています。ただツアーコンダクターのI氏は、チェックアウトぎりぎりに来た5人のハイジャッカーを空港で見たと言っています。さらに機内に積み込まれた食器のナイフやフォークと一緒にピストルなどが積まれたらしいとも言っていました。

ハイジャックされた当初、左に大きく旋回した飛行機は、やがて水平飛行に移り、エンジン音が鼓膜に響くようにやけに大きく感じられました。緊迫した長時間の静寂が続いていたからでしょう。この時はいろんなことを思い出させました。妻や子供、亡き母・年老いた父のこと、恩師や友人、同僚、先輩のことなどでした。

このハイジャック事件に遭遇し、その後アルジェで解放されるまで「134時間に及ぶ人質」として捕まっていた中で、自分の死を意識したのはこの時が初めてでした。

「われわれは日本赤軍である。日本航空472便を占拠した。われわれは米国帝国主義と日本帝国主義を絶滅するために行動を起こした。天皇制を打倒し、福田（総理）を筆頭とする日本帝国主義を打倒するために立ち上がった。このグループは、日本赤軍日高隊と呼ぶ。コールサインは『団結』とする」という内容のアナウンスが、突然日本語と英語でありました。ついで「命令に従えば、みなさんの生命と安全は保障する」と続きました。また、日高隊とは、赤軍リーダーの日高を中心にした集まりで、このハイジャックは死亡した日高隊長を弔うためのハイジャックであると、機内放送で聞かされました。

時間はほぼ30～40分くらいと思われますが、非常に長く感じられ、驚きと恐怖、そして不安も強く感じた時間でした。この間も目をつむるように命令され、しかも両手を上げさせられていました。

やがて手をおろしてよいと告げられました。しかし、乗客がお互いに話をすることも、客席を立つことも禁じられました。トイレも自由に行くことができず、タバコも吸えなくなりました。ヘビースモーカーだった私には、これが一番こたえました。タバコは配給制になったのです。1日目はゼロ本、2日目1本、3日目2本でした。人質になったわれわれ乗客は、犯人の命ずるままに動くより仕方がありませんでした。乗客はパスポートを通路に出すように命ぜられ、外国の老婦人がパスポートを集めて回りました。

ところが、私と隣にいた澤田機長の2人は、背広を脱ぎ、前方のロッカーにあずけてあって、パスポートをその内ポケットに入れていたのです。そこで、「手元にはない」といって犯人側に渡さなかったのですが、それは後になってわかったのですが幸運なことでした。

というのは、このハイジャックで最後のアルジェまで人質として拉致された友人たちの提出したパスポートは、結果的には戻っては来ませんでした。そのために、その乗客たちがその後海外に出かけるたびに、いつも空港でトラブルになった、とこぼしていました。彼らのパスポートナンバーが各国の出入国管理事務所に通報されていたからです。

たとえば、乗客で宝石商の大山氏は、世界を股にかけて飛び歩いている人でした。いままでインドに130回、イスラエルには100回、ヨハネスブルグには20回というように海外旅行に出かけていました。あのハイジャックの際にはボンベイ空港に朝到着して、翌朝の便で東京に戻る予定でした。しかしパスポートをハイジャックに取られて以来、どこの空港でもトラブルとなり、同じ飛行機で乗り合わせていた友人よりもいつも出国に時間がかかったそうです。彼はホンコンでは約2時間待たされ、モスクワ空港で午前7時から12時まで待たされ、これが一番長く、モスクワ行のビザの申請も大変だったとこぼしていました。ハイジャックされたほかの友人たちも、同じような出来事にあったそうです。

機内ではその後、犯人Aが「Instruction 1」と放送し、乗客の座席の変更を命じました。若い男性や強じんな男性は窓側に、女性や老人は通路側に移動させられ、ベルトを着用させ通路側のテーブルを出させました。乗客同士の会話は禁じられ座席の移動も許されず、私は何故か通路側の席に移されたのです。

ハイジャック発生から2時間が経過していました。パーサーの池末さんが、犯人たちも落ち着いてきた様子が見られたので、コクピットの入り口付近のドアの前にいた犯人のところに行き、「パーサーの池末です。話していいですか」と犯人Eに言うと、「いいです」と回答があり、犯人Dに「こちらパーサーの方です」と言って紹介しました。

「私が責任者の池末です。乗客の生命と安全を保障してくれれば、我々はすべてあなたがたに従います。すでに2時間以上もたっているので、乗客はみんなトイレに行きたがっています」と言うや否や、犯人Dが「うるせえ、おまえらは我々の命令に従えばいいんだ。よけいなことを言うな」と怒鳴り、ピストルの台尻で頭を殴りました。池末さんは左頭部から血を流し真白い制服の襟から左胸部が赤く染まり、後ろの席に通り過ぎていきました。彼はしばらくの間くらくらして、目の前がかすんで見えなかったそうです。

機内前方で仕事をしていたスチュワーデス2人も、後部の座席に移されました。操縦席の中に犯人達が侵入して完全に飛行機は占拠されたことが想像されました。それから30分ほどして、犯人の許しを得てトイレに行くことができました。犯人達の行動は、厳しい訓練に基づいた無駄のない動きから、マニュアルに書かれたような統一された行動そのものだとわかりました。後から聞いたところによると、ハイジャックの準備には1年半かかったそうです。

「Instruction 2」が発せられ、時計、万年筆、ボールペン、ノート、手帳、刃物、たばこを通路に出すように命じました。ただし、乗客が持っているお金、宝石、薬は除外されました。

乗客のアメリカ人老婦人が、緊張した顔つきで大きなＪＡＬの紙袋を持って客席を回り、品物を集めました。このご亭主は銀行家のガブリエル氏で、彼がこの飛行機に乗ることを知っていた犯人が、この機をハイジャックしたということを帰国後に新聞で知りました。彼は、処刑対象となった人質の5人のうちのトップに挙げられていました。集められた手荷物は、機内のファーストクラス前方のラウンジに積まれました。ここまでの作業は規則正しく行われたのです。

この時の不安な気持ちは、昭和20年8月15日にお盆で本家のお墓にお参りに行き、そこで陛下の敗戦のラジオ放送を母親と一緒に聞いた時と、どこか似ているように思われました。父親は朝鮮に応召中でしたが、戦争も終わったので帰ってくると私は喜んだのです。しかし母親の話では、日本が戦争に敗れたのでどうなるかわからないと不安な表情をしていました。それを見て、子供心にもこれから先どうなるのかという不安な気持ちが芽生えました。

どれくらい時間がたったのでしょう。時計がないのではっきりとした時刻はわかりませんが、非常に長い時間のように思いました。左手に見えていた海面が陸地に変わり、薄明りの中を飛行機が降下しはじめました。

水田が多かったことから、たぶん東南アジアの国だろうと思いました。ラオス、カンボジアかタイなど、いろいろと想像しました。やがて飛行場が眼下に見えましたが、その上空を何回も何回も飛行機は旋回していました。

緊迫した状況の中で、犯人達から「今から45分のうちにダッカ国際空港に着陸する。窓のブラインドを閉めなさい」と、機内放送がありました。

現地時間、午前11時30分。

ダッカ空港に着陸。日本とは約3時間の時差です。それ以後、ダッカ空港を飛び立つまでの間、暗い機内に押し込まれ、時計も無く時間の推移がはっきりしなくなり、外部の様子も全くわかりません。狭い機内でただ犯人の言うとおりに従わざるを得ませんでした。

ダッカの空港に降りてしばらくすると、犯人の1人が私の隣に座っていた澤田キャプテンに「澤田キャプテンですね。こちらにどうぞ」と言って、コクピットに連れていきました。澤田さんはデッドヘッドだったので、制服ではなく普通の白いシャツを着ていたのに、どうしてわかったのか不思議でした。それは多分、犯人とコクピットにいる高橋機長から聞いたのか、その時一緒にカラチから飛行機に乗った副操縦士から聞いたのだろうと、事件後澤田キャプテンが話してくれました。

当時、東パキスタンのダッカは直接入国できなくて、まず西パキスタンのカラチまで行き、そこからインドの領空を越えて東パキスタンのダッカに飛んでいたのです。

飛行機が、飛行場の端に駐機しました。

これから起こる新しい展開に、不安と同時に、ここで解放されるかもしれないという若干の期待もありました。ダッカは以前、日航職員の巡回診療で来たことがあったので、ダッカの町の様子を思い浮かべていました。

飛行機のエンジンが止まりました。同時に冷房がきかなくなりました。強い日差しが滑走路に反射し、密閉された狭い機内は、時間の経過とともにどんどん温度が上昇していきました。客室内では座席の灰皿に触れてもブラインドに触れても熱かったほどです。汗が全身から吹き出し、靴下までびっしょりでした。喉もかわきました。

犯人達は、機内の暑さと、そしてコントロールタワーとの交渉がうまくいかないらしく、苛立ちはじめました。

インド人の若い婦人が抱いた小さな乳児のかん高い泣き声が、機内に響きわたりました。その声は静寂を打ち破り、胸に突き刺すように聞こえ、人々の不安を一層掻き立てました。婦人は一生懸命に子供をあやし、ミルクをつくって飲ませていました。犯人の1人が見かねて、子供を抱きあげ一生懸命にあやしましたが、それでも子供は1時間ぐらい泣きやみませんでした。

「バングラデシュ政府にクーラー車と水、食事を要求している。応じないのはバングラデシュ政府が悪い」というアナウンスがありました。機内温度は45℃を超えています。犯人たちも興奮状態です。

父親は、犯人の1人からもらった水を乳児の背中に少しずつかけてやっていました。目の前の光景は非常に痛ましいものでした。

機内は暑さでパニック状態になってきました。暑さに耐え切れなくなり、大声を出す乗客も出てきました。

「エアコン車を早く」「水をくれ」「どうせ殺すならこんなに苦しめずにいますぐ俺の心臓

に弾を撃ち込め」などと喚く乗客たちで、機内は騒然となり異常な雰囲気です。

やがて、スチュワーデスが乗客に水を配りはじめました。小さな紙コップにそれぞれ7分目くらいでした。ぐっと半分飲んだところであわてて止めました。水がこれ以上もらえるか、わからなかったからです。残りは、酒を飲まない私が、高級ブランデーを味わうように舌でなめるようにして飲みました。この紙コップは、次も使うので大切に保存するようにとスチュワーデスが言いました。暑さはますます激しく、呼吸するのも苦しくなっていました。みなさん水が欲しかったのです。スチュワーデスも緊張と恐怖の色を隠しきれない様子でした。

1人の外人旅客がふらふらした足取りで、飛行機の後方から、前方のファーストクラスに入って来ました。口の中で何かぶつぶつつぶやいていましたが、聞き取れませんでした。その乗客は、そのまま前のめりになり、崩れるように通路に倒れました。それはたまたま私の席のすぐ横でした。

犯人達は大声で「お医者さんはいませんか」と繰り返し叫びました。誰も反応しませんでした。

「沈黙」は、乗客に唯一残された、ささやかな抵抗のように思われました。犯人達は真剣にお医者さんを捜しました。予測しない出来事が起こり、彼らは戸惑っていました。犯人たちが患者さんに駆け寄って話しかけましたが、なすすべはありませんでした。

私は、立ち上がるかどうするか躊躇しました。倒れている患者さんを診ることは、犯人側に協力することになり、しかし医者としての使命感もありました。恐怖もありました。頭の中ではいろんな考えが交錯していきました。機内にいる客室乗務員たちは、私が医者であることを知っています。しかも日航の医者でもあります。

患者さんの苦しそうな顔を見ているうちに、私は無意識に立ち上がっていました。長い間しゃべっていなかったためか、それとも緊張していたためでしょうか、うわずって声がうまく出ませんでした。

「私は医者です。私でもよろしいですか」。久しぶりに席から立ち上がり、少し自由をとりもどしたように感じました。ゆっくりと後ろの席を見渡しました。客席は薄暗くてよく見えませんでしたが、最後尾に背広姿の犯人がピストルを向けて直立していました。後でわかったことですが、実際は機内に3人の医師が乗っていたとのことでした。能動的に手を挙げなかったのは、やはり赤軍に対する利敵行為だと感じるからでしょう。名乗り出て患者を診ることは犯人側に協力することになります。ヒューマニズムもあるでしょうが、名乗り出るかどうかは最終的には個人の判断なのでしょう。

患者さんの脈拍をみました。かすかに指に伝わってきました。犯人に、「ファーストエイドキット（機内搭載の救急箱）がほしいので、スチュワーデスに持ってくるように言ってください」と伝えました。犯人がスチュワーデスに命じて、持ってこさせました。

日航嘱託医師である私は、救急箱に何が入っているかはよく知っていました。箱からニトログリセリンの錠剤を取り出し、患者さんの口に入れました。ついで犯人に、血圧を測るのにスチュワーデスを助手に使いたいと申し入れました。聴診器と血圧計を出して血圧を測りました。１９０～１０５㎜Hgでした。

ところで、このことをきっかけに、私の中の沈黙した恐怖だけの世界に新しい空気が生まれたのです。「赤軍と人質」という縦割りの世界から、「医者と患者」という別の関係です。「医師である」という自覚も出てきました。そうなると、不思議なことに赤軍の犯人に対する恐怖すら感じなくなっていたのです。

私は自分で言うのも変なぐらい大胆になっていました。犯人に対して、持ってきたカバンの中にも若干の薬や注射液があり、この病人に使いたいということで、手元に持って来る許可を求め、すぐに機内のラウンジに向かい、山のように積まれたかばんの中から自分のかばんを取り出して席に戻りました。犯人は茫然としていて、咎めることもありませんでした。

私は、海外旅行の際には常にかばんの中に聴診器、血圧計、注射器とともに強心剤、血圧降下剤、解熱剤、鎮痛剤、抗生物質等の内服薬と注射液を持ち歩いていました。機内で病人が発生した時、日本航空の医師として何もできないことは恥ずかしいことで、しかもつらいことだったからです。これは日本航空の医師としての「身だしなみ」と考えていたのです。これを見習ったのか、最近では機内に病人が発生した時に医師が使えるような多くの薬品などを詰め込んだドクターキットが積まれるようになりました。

注射器に薬をつめました。ところが、酒精綿がありません。いつも必ず持ち歩いていたのですが……。その日、カイロを出発する前に日航支店長の家で午睡を取ったのです。それまでのロンドン、ローマ、アテネ回りのその便は、管制塔のストライキのために3時間から6時間の到着遅れが常でした。ところがその日に限って、定刻通りカイロに飛行機が到着したのです。そこで、かばんに荷物を大急ぎで詰めたのはいいのですが、大きなかばんの中に酒精綿を入れて、チェックインバゲッジ（手荷物預け）にしてしまったのでした。それで手元に無かったのです。急きょウイスキーをもらって患者さんの上腕を消毒し、冠拡張剤の注射と安定剤を飲ませました。

こうして無事に席に戻ったのですが、すぐに前のほうの席から「ドクター」と呼ばれました。アメリカ人の銀行家が胸内苦悶を訴えていたのです。私はかばんからニトログリセリンを取り出し、患者さんの口に押し込みました。しかし、彼は大声で「苦しい」、「苦しい」と叫んでいます。機内温度が高いために、びっしょりと汗をかいていました。奥さんが彼の胸の前をはだけて、機内に備え付けてあるセルロイド製の何かの説明書を扇子代わりにしてあおいでいました。

さらに、私の前の席に座っていた中年女性が泣き叫びました。「私には5人の子供がいる。死んだら子供達がかわいそうだ……」。38・5度の熱があり、さらに胸部の肋骨にそって何本もの異常な横縞の出血斑もみられました。解熱剤を注射して平熱に戻りましたが泣きやみません。

解放後にわかったことですが、この出血斑は、肋骨の間にコインで強くスクラッチして、人工的につくられたものだと教えられました。婦人は某国の高官の奥さんです。

病人や気分の悪くなる人が、連鎖反応のように次から次へと出てきました。悪夢の中の地獄絵のようでした。機内の病人の発生や病気の訴えは外国人の方が圧倒的に多く、さらに重症であることを訴える人も多くいました。

なんとしても機外に脱出したいという願望は、日本人より外国人のほうが強かったのでしょう。日本人に比べて、彼らの生きようとするすさまじさを感じさせられました。人種の違いによるものなのか、言葉の分からぬ日本人ハイジャッカーに対する恐怖心の強さの違いがあるのかどうかはわかりません。

機内の温度は引き続き上昇していきました。私の席の真後ろの壁に小さな寒暖計が備え付けてあったのですが、針は48度をさしていました。自分の吐く息のほうが外気より冷たく感じられ、心臓がドクドクと脈打っているのがわかり、私自身も息苦しくなってきました。暑さのために意識が朦朧としてきました。しかし、「頑張らねば」と自分に言い聞かせて歯をくいしばりました。

そのときです。頭の上から機内据え付けの「酸素マスク」が客席に落下してきました。急いでマスクを取り、思いきり大きく吸いました。しかし、酸素は出てきませんでした。ワイシャツ、ズボン、シートまでもすべてぐっしょりと汗だくでした。

その後、ようやくエアコン車が到着しクーラーが客室に入った時は、灼熱地獄から舞い戻ったような思いでした。機内の温度が徐々に下がり始めました。乗客から歓声の声がわき上がり、興奮した気持ちが徐々に落ち着いていきました。パニックの発生が危ぶまれましたが、その瞬間に通り過ぎたのです。

9月29日。

ハイジャックされて2日目の朝でした。ようやく食糧補給車が到着しました。機内の犯人は厳戒態勢をとりました。乗客全員が頭の上に両手を挙げ、犯人たちはピストルを右手に、手投げ弾を左手に持って制圧していました。

初めての食事がタラップの最上段に置かれ、2人のスチュワーデスによって機内に運び込まれ、同時に水とトイレットペーパーも運ばれました。ハイジャックされてから丸1日たって、機内でようやく第1回目の食料供給となったのです。

食事のメニューは、薄いチキンハム2枚、コロッケ1個、パン2切れ、バナナ1本でした。さらにペーパーカップに3分の1ぐらいの水が配られました。重なる疲労とのどの渇きで、食事はのどを通りません。しかし、体力低下を防ぐために無理して口に押し込みました。犯人たちはというと、差し入れられた食料はいっさい口にせず、持ってきたビスケットだけを食べていました。

夜になると、犯人たちは前方の客室ドアの下に黄色で10㎝四方のプラスチック爆弾をセットし、朝は、非常口に戻していました。

ブラインドが降ろされていたので、その後の時間の見当がつかめませんが、エコノミークラスのほうでも病人が続出し始めました。頭痛、発熱、不眠、ヒステリー発作、精神錯乱、下痢、腹痛を訴えました。私の持ってきた薬もなくなったので、客が自分用に持っている薬の供出をお願いしました。

私は座席を回りながら「貴方は100歳まで生きられますよ」などと冗談を言い、気落ちしている乗客を励ましました。そこにはお互いに仲間であるという「不思議な連帯感」が生まれていました。

ここで、日航スチュワーデスの勇気ある行動と発言を紹介したいと思います。

彼女らは、犯人の1人に「人民のためと言っているのに、あなたたちのやることは多くの人を苦しめるようなことばかり。一体、あなた方の主張とは何ですか」と、喰ってかかったのです。この手厳しい抗議に対して彼らは「こういうブルジョア的な思想で、日航は日本を支配している」と、機内放送で訳の分からない演説をしていました。

あるスチュワーデスが機内で口紅をつけていたのを見た犯人は「こんな最中に、何をしているのか」と問い詰めました。

「スチュワーデスの身だしなみです」と平然と言ってのけ、一歩も譲らなかったのです。さらに解放される時にスチュワーデスが犯人たちに、こんなことを言いました。「ぜひ日本に帰ってきてくださいね」と、シニカルに精一杯の皮肉を言ったつもりでしたが、犯人たちには通じなかったようで、ただへらへら笑っていました。


9月30日の朝。

朝食とトイレットペーパーが差し入れされました。座席に座っていると最後尾の見張り役の犯人が「ドクター、お願いします」と迎えに来ました。飛行機後部の出入口の扉の近くに1人の若いエジプト女性が顔を伏せ、うずくまるようにして座っていました。近づいて脈を取ろうとした瞬間、そばに立っていた夫と思われる男性が、突如私の前に立ちはだかったのです。

「危険だ。僕は医者だ。妻はコレラ患者だ。最近、カイロでコレラ患者を5人診察した。エジプトに2000人のコレラ患者が発生している」と言って、女性に近づけさせませんでした。

この事件の少し前の9月1日の日航の社内メールで、カイロ日航支店の松尾ＳＧから日航の健康管理室に、「シリアおよびヨルダンのコレラの発生状況について」の手紙や新聞の切り抜きが何通か送られてきていました。ワクチン及び注射器の２００人以上の緊急発送依頼について、次のような業務連絡があったのです。

「シリアでのコレラの発生は、9月1日現在、現地紙ＡＬ—ＡＨＲＡＭによると１５６人が発生し、うち56人が死亡したと報道されています。実際は、この数倍というのが定評のようです。エジプトにはまだ進入していないと数日前には伝えられていました。しかし、現地の人はそれを信用する人が少なく、すでに発生していると見るべきとだと教えてくれました」。

カイロには、シリアからの定期便が依然として運航されていて、印象としては無防備に近い状態でした。「30年ほど前に、カイロで数万人の死者を出しましたが、今回また大流行しないかと真剣に考えこむ現地スタッフもいます」。さらに「今月23日、穂苅先生が定期巡回診療を予定されていますが、それまでに鎮静に向かうことを祈っています」という、現地カイロからの業務連絡を受けていたのです。

東京を出発する直前にも、カイロの日本人会でもコレラが発生したという知らせを受けていました。そのためか、私はエジプト人のドクターの言うことを素直に信じたのです。

機内でのコレラ患者の発生は、言い尽くせぬ驚きでした。機内の乗客に感染することが予想されます。しかし、人質の身では予防も治療もどうすることもできません。相談する相手もいないのです。1人でとまどい悩みました。犯人の1人に、「患者を至急、機外に出すように、そして、患者の使ったトイレを隔離し、この付近に人を近づけないように」、と話しました。さらに「コレラ患者が発生したことは、決して乗客に話してはいけない」とも言いました。このような緊張した状態の中で、乗客にさらにストレスを加えることでパニックの発生を恐れたからです。ただ一方で、コレラの発生が災いから福となり、全員釈放のきっかけになることも願っていました。

機内には水がありません。乗客用の手洗いの水すらありません。給水装置がこわれていた上に、機外からの水の供給もありませんでした。そこで機内に搭載していたウイスキーやブランデー、ジンを大きなトレーにあけて、乗客にそれで手を洗ってもらい、さらに旅客の座席やカバン、さらには使ったトイレを消毒しました。

コレラ騒ぎでエジプト人夫婦ら4人が解放されました。そして、地上からの反応を待ったのです。しかしコレラ患者が釈放された後、何時間たってもバングラデシュ政府からは何の反応もありませんでした。

やがて時間の経過とともに、全員釈放という期待から、「だまされた」という思いに変わっていきました。

以後、ファーストクラスの前の2つのトイレのみを使用することになり、列をつくるありさまでした。そこでパーサーの斉藤が、トイレマネージャーを犯人に申し入れて、許可されたのです。彼は少しでも乗客との会話を持ちたかったとのことでした。

「赤軍にパーサー職を解雇されて、今日からトイレマネージャーです」とジョークを交えながら、老人や病人、女性を優先的に案内しました。外人もこのジョークに乗ってくれて、機内の緊張感の和らぎに役立ちました。

赤軍は、使用禁止とした後部のトイレの前に鞄や手荷物でバリケードをつくり、乗客の往来を禁止する処置を取りました。そのバリケードの向こう側で、2日間直立不動の姿勢で乗客がトイレを使用しないように、見張り番をしていました。その責任感の強さには、頭が下がる思いがしました。彼らの勤勉さと情熱をハイジャックなどという行為ではなく、社会に役立つことに向けていたら、と思いました。

彼らに感心したことがありました。それは、彼らの体力です。とにかくタフでした。犯人たちと打ち解けて話ができる雰囲気になり、アルジェリアに向かう途中で、「なぜ上着を脱がないで、ずっと着ているんですか」と聞いたところ、「アラビアでは暑い時でも、顔まで布をまいています。かえってその方が涼しいです」と、砂漠の中でもないのに妙な理屈を言っていました。

また、彼らはとても細心で注意深かったことを思い出します。全員がゴルフ用らしき皮手袋を両手にはめていて、自分たちの指紋を残さないようにしていました。

夕食が終わると犯人たちはマイクをとり、「われわれのこの闘争は、天皇制と日本帝国主義への闘争であり、日本赤軍と日本政府との組織と組織との戦いである。乗客のみなさんの自由を奪っていることは申し訳ないと思っている。闘争が終結すればみなさんはすぐに自由になれるので、われわれが『日本共和国』をつくるのに協力してください。一部のブルジョアを除いて乗客はみんな仲間です。そして日本政府に対して9人の同志の解放と600万ドルを要求しました」というアナウンスを行い、乗客に同胞意識を持たせようとしました。

さらに、乗客全員に紙とボールペンを配り、氏名、年齢、国籍を書かせ、この闘争に対する批判や要求、いま感じていることなど、なんでもいいから書けと命令されたのです。

「この環境の悪い機内から、一刻も早く身体の弱い老人と子供だけでも、至急機外に出してほしい」、私が書いたのはそういう内容でした。

ところで後日、とある大学教授のパーティで、ある友人と何年ぶりかで会ったときのことです。その席で、友人が私を「この人は昔、某テレビ番組に出演したとき、女性の悪口を言って物議をかもした人です」と言って紹介したのです。

私は、すぐに「徹子の部屋」のことだと思いました。何しろ30年以上も前のことで、物議をかもしたなどと穏やかならぬ表現をされたことに、いささか戸惑ったりしました。しかし、それでもすぐに思い当たることがありました。

犯人から配られたアンケートのことです。まだ乗客が機外にあまり出されていない時であり、「身体の弱いものから先に機外に出すことを希望する」と書いたのです。医者としてごく当たり前のことを書いたつもりでしたが、このことが問題になったらしいのです。

「徹子の部屋」に出演した私は、「どうして最初に女性を機外から出すように書かなかったのですか」と黒柳徹子さんに質問され、「私の周囲に、そんな弱い女性はいません」と、つい日頃の実感とわが家での体験を答えてしまったのです。

これは言い換えれば、女性はみんな「強い人」と答えたのも同然でした。限られた時間の中で当時の切迫した機内の様子や、悪い環境の中で弱いもののプライオリティを付けると、まず子供と老人そして病人となりますが、いちいち説明するのも面倒でした。

機内の緊張した非衛生な雰囲気の中では何とか現状を打破して、機外に弱いものをまず出すことが先決で、そのためにはミニマムの要求をして、それを実現させようとの思いからそう書いたのです。「謙虚にできるところから」、という気持ちがあったのは事実です。女性は乗客の半数近くいるので、急に要求しても無理だと思ったのです。

ところが事実とは裏腹に、穂苅先生は「フェミニストではない」「優しくない」、果ては「横暴な男性」との評価が固まってしまったのです。しかし、それはその場にいない人が勝手に言っていることだと思いました。

アンケートの作業が終わると、犯人は「日本政府はわれわれの要求を受け入れないで、ただ引き延ばしをしている。日本からダッカまでは8時間もあれば来られるのに、あと48時間欲しいと言っている。われわれは最大限度を考慮して30時間を与えた。1日の午前4時を最終のタイムリミットとした。引き続き乗客のみなさんの自由を奪っているのは日本政府である」というアナウンスを行い、犯人たちの行動を正当化していました。このアナウンスに乗客がどよめきました。

10月1日、夜が明けはじめた頃でした。

「日航特別機が東京を出発して、11時30分頃に到着します」との機内アナウンスがありました。

いよいよその時間が近づいてきました。すると「みなさん、ブラインドを開けて下さい。日航特別機が来ました。上空を見てください」とのアナウンスでした。乗客はみんな大喜びし、滑走路を食い入るように見ていました。特別機が着陸した時には機内の乗客から一斉に拍手が起こりました。ところが、到着した特別機はわれわれの駐機している滑走路の反対側に行ってしまい、乗客は置き去りにされたような感覚となり、そのまま沈黙状態が続きました。

午後5時30分、突然「全員、座席ベルトを着用せよ」と、犯人からのアナウンスがあり、飛行機のエンジンがスタートしたのです。

「日本政府が約束を破った。窓のブラインドを閉めよ」と犯人たちは激しい調子でアナウンスすると、機体が動き始めたのです。これから一体何が起こるのか不安で、多くの乗客は絶望していました。

「第1厳戒態勢、非常配置につけ。ピストルの安全装置をはずし、左手に手投げ弾をもて」と突然のアナウンスです。犯人たちは極度に緊張していました。特別機が到着して5時間たっても、交渉がうまくいかなかったからです。日本政府に対して、犯人たちは団結と敵対の意思を見せるためでもあったのでしょう。

アルジェまで一緒だった友人が「この時には死を覚悟して遺書を書いた」と、あとで教えてくれました。

飛行機が滑走路に出て、しばらくしてまた止まりました。車にブロックされ、滑走路上に停止したのです。機内温度はふたたび上昇します。全員パニック状態です。暑さが増し倒れる乗客もいました。

午後6時30分、飛行機が一旦猛スピードで走り始めましたが、またしても元の位置に止まりました。前の席に座っていた米国人乗客ガブリエル氏が極度の緊張と疲労のために心臓発作で再び倒れました。酸素マスクを装着したのですが、彼の奥さんが言うには、日頃人工透析をしていて尿毒症らしいというのです。意識はなく、うめき声が聞こえるばかりでした。

「このままでは死んでしまう。一刻も早く入院させ透析をしないと死ぬ。心臓発作も併発している。早く彼を機内から出して処置をしてもらった方がいい」、と私は必死で犯人に訴えました。彼等は素直に受け入れてくれました。池末、斉藤、上口の3人が毛布を2枚重ねてタンカをつくり、それに彼を乗せてタラップまで運び出し、地上からタラップの上まで担架をあげてもらい連れ出しました。

ガブリエル氏がアメリカのカーター大統領と友達で、VIPの人だと知ったのは後のことでした。犯人たちが私の言うことを簡単に受け入れて機外に出してくれたのは、そうしたことを知っていたからのようです。

釈放犯と身代金、そしてそれと人質59人との交換手順について、犯人との合意が成立したのは、ガブリエル氏が運び出された直後でした。

午後9時40分。その日の夜遅く、機内放送で解放される乗客の名前が読み上げられました。赤軍が要求した、日本からの釈放犯6人と乗客59人との人質交換がはじまりました。機内は厳戒体制がしかれ、極度の緊張状態となり、急にあわただしくなってきました。

犯人との交換の手続きは

釈放犯1人と200万ドルに対し、人質10人

釈放犯1人に対し、人質10人

釈放犯1人と200万ドルに対し人質10人

釈放犯1人に対し、人質10人
釈放犯1人に対し、人質10人
釈放犯1人と200万ドルに対し、人質9人
という、6回に分けて交換する方法がとられました。
人質解放の優先順位は、女性、高齢者、男性でした。これに対して釈放犯の引き渡しは大道寺、浴田、城崎、奥泉、仁平、奥平の順序で行われることになりました。
解放する女性の名前が発表されました。女性の乗客を使って全員の時計、筆記用具等の返還が始められ、パスポートと手荷物は犯人たちが返しました。機内のあちこちで泣き声が聞かれました。全員解放と思っていたのに、離れ離れになる夫婦は不安を隠せなかったからです。

10月1日午後9時55分。

第1回の交換が始まりました。最初に解放する人質10人が、ファーストクラスの通路に並ばせられました。

「第1次警戒態勢。右手に安全装置をはずしたピストル、左手に手投げ弾」さらに「ドア

を開けてください」と犯人Bが叫びました。ドアサイドにはスチュワーデス2人が補助に立たされ、前部のドアが開きました。

操縦席のドア、Food Strageの陰に、犯人が片膝をついた格好でピストルと手投げ弾を持って隠れていました。

「第1次厳戒態勢」と犯人Bが大声で叫び、犯人Cがマイクを使って大声で復唱。この状態で武器がすぐに使える態勢をとったのです。機内は極度に緊張しました。

「ドアを開けて下さい」と、コクピットにいた犯人Aの合図でパーサー池末がドアを開け、下にいる人に「OK」と合図をしました。さらに下に来たバスにも合図を送りました。

「いよいよ同志が帰って来るぞ」と犯人の1人がかなり興奮して叫びました。最初の釈放犯は大道寺あや子でした。手荷物の紙袋と200万ドルを詰めた大きな黒いカバンを持ち、バングラデシュの将校に連れられて一緒にタラップを登ってきました。

「いよいよ同志に会える。うれしいな」と、犯人たちは涙を流さんばかりの感激ぶりでした。大道寺が機内に入ると「同志、よくいらっしゃいました。こちらにどうぞ」と言って、紙袋と黒いカバンを受け取り、握手を求めていました。

大道寺あや子は、さらにギャレーに連れて行かれ、ボディチェックを受けました。閉めたカーテンの中から、「失礼します。規則ですので、一応ボディチェックさせていただきます」。さらに犯人Bが、現金のチェックをするように指示しました。

それが終わると、乗客の日本人9名、韓国人1名が解放されました。コクピットでは、犯人Aが解放された乗客の名前を管制塔に知らせていました。10名が降りるとタラップがはずされました。それまでに1時間ぐらい時間が経過していました。

続いて第2回目の交換が始まりました。眼鏡にジーパン姿の浴田由紀子と日本人8名、ブラジル人の女性1名、スーダン人男性1名と交換されました。

スーダン人は頭から毛布をかぶり眠り続けていて不整脈が見られ、酸素吸入を行ったのですが昏睡状態が続いていたので、私が犯人に「降ろした方がいい」と提言し、許可が出て第2回の交換に加わったのです。

さらに第3回目の交換。城崎勉と現金200万ドル。ボディチェックと現金を数えた後に日本人女性10人と交換解放されました。

その後、泉水博、仁平映との交換は1時間に1組の割合で進められていきました。ファーストクラスにいた私の横には、交換で機外に出る日本人の女性が並んで待っていました。その人たちの中の1人の女性に、「私は慈恵医大の内科の医者で、水曜日に大学で外来があります。こんな状態では行けないと思うので、他の先生に変わって診療するように頼んでください。このことを地上にいる日本航空の人に伝えて下さい」とお願いをしました。こんな時でも仕事のことを考えている自分は少し卑屈な感じでした。

その後、２時間半たった後の午前３時50分。第６回目の最後の交換となったのです。日本赤軍の大幹部である奥平純三と２００万ドルが犯人側に引き渡され、９名が解放されました。その中にスチュワーデスも含まれていました。機内に入ってきた奥平にはボディチェックは行われませんでした。

機内のラウンジの奥の方に、無造作に「パーサーケアの重要な荷物」の大、中、小の３個が乗客の手荷物の下に置かれてありました。チャックの着いた30㎝ぐらいの袋です。ＰＳ（パーサー）池末は、犯人のところに行き、「航空小荷物の袋ですが、あれがあるためにラウンジが使えないので降ろしてもいいですか」と聞くと、犯人Ａは中身を尋ねました。「これは航空便よりも早く着く航空小荷物で、たいしたものではないです。降ろして、ここをオフィスとして使うといいですよ」と話すと、犯人Ａは「じゃあ、スチュワーデスが降りる際に一緒に降ろしてください」と。スチュワーデスのトップであるＡＰＳ（アシスタントパーサー）伊藤に、「君たちが解放されるときに、貴重品の袋を降ろしていいと許可を取った。ターミナルに着いたら、必ずこの袋とこの封筒を日航の係員に渡してください」と伝えました。

ＡＳＰ斉藤とＰＳ池末が、貴重品の袋をラウンジからタラップの上まで運び、ＡＳＰ伊藤が最後に飛行機から降り、ＰＳ池末が「たのんだぞ」とＡＳＰ伊藤に言って、ドアがクローズされました。こうして、６時間に及んだ人質交換は終わったのです。

ところで、その時スチュワーデスが機外に持ち出した袋の中身は、何十万ドルもする宝石だったとのことです。この事件以来、日本航空では機内に持ち込む「パーサーケア」という制度がなくなったと聞いています。

こうして、スチュワーデスを含めて機内の女性は全員解放されたのです。解放がわかっていても、スチュワーデスたちは業務に専念していました。危険を顧みずに真剣に働く彼女たちの姿を見て、私は感激しました。

ＳＳ（スチュワーデス）永石は、解放されないで機内に残る乗客に対して、「お先に出ます。何もできませんで、申し訳ありませんでした」と乗客に挨拶して廻ったといいます。ＳＳ別城は、解放される直前まで乗客の灰皿を掃除していました。

乗客も、スチュワーデスに対して「長い時間、ご苦労様でした。過酷な状況下でみんなよくやってくれた」と感謝していました。

人質の交換がすすみ、女性がいなくなり、機内の雰囲気が急にリラックスしました。残った乗客82名は、前方の席につめさせられましたが、横になり座席に寝ることもできるようになったのです。日本人の男性乗客が暑くて裸になりだしたのは、女性客が解放されてからでした。釈放犯は、機内の後部座席に陣取っていました。

こうして静かに夜が更けたのですが、夜が明けると外では大変なことが起こっていました。ダッカ空港内が反乱軍によって制圧され、管制塔のすぐ下のターミナルビルまで侵入していたのです。

「管制塔内で混乱した事態がおこり、連絡が取れません。エアコン車と食事を要求していますが、もう少し待ってください」と機内放送がありました。滑走路には消防車が2台止まっていて、バリケード替わりになっているようでした。20〜30人ぐらいの兵士があわただしく動きまわり、トラックが往ったり来たりしていました。

「バングラデシュ政府内で混乱が起こっている様子です」と、落ち着いた説明がありました。「マイナー・プロブレム(些細な問題)が発生」というほどの認識でした。ところが、空港内でクーデターが起こっていたのでした。帰国後にわかったことですが、このクーデターは、空軍と陸軍の下級兵士100人ぐらいの小規模な部隊が起こしたものだったそうです。しかし、死者が相当数出たとのことでした。

10月2日、機内では朝から再び温度が上昇しました。エアコン車がオーバーヒートして温度が上昇し始めたのです。3回目のパニックになり、機内は騒然としました。

アメリカ人の乗客が吐き始めました。さらに別のアメリカ人は「便に血がまじっている」と言って、抗生物質を要求していました。後にこの2人は次の解放リストに加えられました。その日は、初日ほどの暑さではなかったのですが、疲労が重なりしかも食料が不足していて若い人でさえ憔悴しきっていたので、みんな体力が落ちて消耗していたのです。

「このままでは、苦しさに耐え切れない人が出る。病人をこれ以上出しては君たちも困るだろう。水を支給して、飛行機のドアを開けて外気を入れよう」と言って、私は犯人を説得しました。この提案に彼らは意外にも素直に応じました。乗客に水を配り、右側の前部と後部のメインドアを開けてくれました。この時、運よくスコールになりました。激しい雨でした。乗客は紙コップで雨水を集めました。乗務員は、大型のお盆で雨水を集めました。慈雨です。外気に当たったので生き返ったようにも思いました。

しかし、中には疲れ切って席から立とうとしない乗客もいました。相変わらずコントロールタワーとの連絡が取れず、外からの水の補給がなかったのです。

この時突然、1人の韓国人がファーストクラスの席にやってきて、「もう我慢できない、おれを殺せ。おれの心臓に1発弾をぶち込め、殺せ！」と泣きながら叫んだのです。いままで胸の内に押さえていたものが一気に噴き出したという感じでした。私は安定剤を飲ませようとしましたが、「殺せ、薬なんか飲みたくない」と言って吐き出しました。そこで、薬を細かく砕いて水に混ぜて飲ませました。落ち着くまでPS池末とAPS斉藤が交代で見張り、看護をしていました。

午後2時20分、ようやく管制塔との交信が再開され、水と食料が供給されました。

午後6時30分、突如「今から15分内に47名を解放する」と、犯人側からのアナウンスがあり、名前が発表されました。そこには3人のコクピットクルーとパーサーとアシスタントパーサーも含まれていました。

PS池末とAPS斉藤は、「私たちは、お客さんを残して降りることは客室乗務員の責任としてできません。最後まで一緒に行きます」と犯人に言ったところ、機長と相談してくださいと言われ、高橋機長に相談しに行きました。

「これは政府間の問題であり、取り決めだ。君たち2人が残っても、乗客2人が解放されることはない。私の責任において、あなたたちは降りなさい」と、説得されたそうです。このことは後で知ったのですが、立派な職業意識だと思いました。

ＰＳ池末は降機する際に、犯人たちとそれぞれ握手をしました。犯人ＡとＢとさらに奥平に、「われわれ乗員は君たちにできる限りの協力をしました。君たちもこれから先、乗客と乗員の安全を保障すると約束してください」と話しました。犯人たちは「はい、わかりました」と答えていたそうです。ＰＳ池末とＡＰＳ斉藤は乗客が未だ人質になっているにもかかわらず解放されたため、後ろ髪をひかれるような複雑な思いであったと語っていました。

私と数人の日本人だけが釈放されないまま人質として機内に残されたのです。私はファーストクラスにたった一人でした。狭い機内では何もすることがなく、話をする相手もいません。心身ともに疲労して身体がだるく、そのうえ不安と緊張で気持ちは落ち着きませんでした。これから先の自分の運命がどうなるかわからなかったのです。何もしないでただ座っているとますます疲れました。

乗客の去った後、私はファーストクラスの機内を掃除しました。誰もいない静かでがらんとした機内には、外から救援のために持ち込まれ、乗客に配られた乾燥したパンの食べ残しなどがあちこちの座席に散在していましたが、それらを拾い集めました。これからどれだけ長く拘束されるかわからない「予定のない旅」に備えるためでもありました。そんな作業をしているところに、犯人の1人が近寄って来て、「どうしてそんなものを集めるんですか」と話しかけてきました。

「もったいないからだよ」と咄嗟に答えました。すると彼は、「先生は、おふくろのような事を言いますね」と言うのです。

「もったいない」という言葉は、戦後すぐと違って物が豊かになった当時では、世間一般に口にしない言葉となっていました。私自身も、何故か使わないようにしていました。それは、自分のしている行為にいささかの照れがあって、日頃は使っていない珍しい言葉が出たのではなく、私の心の底から出た言葉でした。

戦後、民主主義が唱えられ、苦しかった食料難の時代を思い出すことをできるだけ避けようとする感情からでしょうか。何故か、われわれの年代の人間はこの「もったいない」という言葉を避けていたような感じがしていました。

このハイジャッカーも、子供のころに両親から「物の大切さ」を厳しく躾けられてきたのでしょう。そして、こんな厳しいハイジャック事件の真最中でも、彼は幼い頃に母親に教わったことをふと懐かしく思い出したのだろう、と感じたのです。

ところで、身代わりとして機内に乗り込んで来たのは、桜庭機長、中村機長と松井桂フライトエンジニアです。私はファーストクラスの席に座っていましたが、私の目の前で、犯人の丸岡が3人が本物かどうかを確認するために、飛行機についての口頭試問を行いました。機長の1人は、緊張のあまり答えられずにいたので、私が後ろの席から「頑張って、頑張って」と声をかけました。すると、ますますしどろもどろになったのです。でも、どうにか口頭試問に合格しました。

あとで日航のパーサーから聞いた話ですが、その機長は、ファーストクラスの席に一人で落ち着いて座っている私を、「赤軍の親分」だと思って緊張したそうです。いまだから笑い話で済まされるかもしれませんが、みんなそれぐらい緊張していたのです。

10月2日、午後8時12分。

日航472便は、ダッカ空港を突如として飛びたちました。乗客29名、乗員7名、そして、11名の赤軍。どうやら大統領からの命令があったらしく、飛行機はすぐに飛行場から飛び立たねばならなくなったのです。この急転の理由は、クーデター後の空港の治安が不安になったせいだと推測されました。操縦したのは私の隣に座っていた澤田キャプテンだったそうです。空には月が青々と冴えわたっていました。行く先のわからない不安な旅がまた始まったのです。

やがてクウェートの空港上空に到達しました。ところが、上空を2時間近くも旋回したままでした。飛行場のライトが消されて真っ暗になり、われわれの乗っている飛行機を地上に降ろしてくれなかったからです。

窓からは、海上に石油プラントから立ち上る真っ赤に燃える赤い炎と、対照的に青白く輝く大きな月と星が見えていました。これほど寂しい月を見たことがなかったように思いました。飛行場が何処にあるかがわかりませんでした。

桜庭機長はその時、緊急信号である「メーデー」を地上に送りました。それはフランス語で「助けて下さい」を意味する「国際救難信号」です。この信号を受けると、いかなる場合でも飛行機を着陸させねばならないという規則があるそうです。このことは桜庭機長が後日、教えてくれました。桜庭機長も長いパイロット生活の中で、初めてメーデー信号を使ったと言っていました。

10月3日午前1時43分。

飛行機はクウェート空港に強行着陸しました。2時間30分近く上空を旋回したあとのことでした。

クウェートでは、外人3人、日本人4人が解放されました。機内でじっと座って待っているわれわれ人質は、機外で何が話され、どうなっているかを知るすべもありません。ただ暗い滑走路上の飛行機の中にいるだけでした。

ところで、ハイジャックされた当初から乗務していた高橋機長ですが、体調がすぐれずクウェートで解放されるメンバーの中に入っていたらしいのです。しかし、「高橋機長は自分は残ると言っている」と犯人から機内アナウンスがありました。責任感の強さに驚く一方で、肉体的に大丈夫なのか心配でした。

午前2時35分。

クウェートを出発しました。飛行機の次の目的地はダマスカスかベイルートだと犯人が言い、澤田機長はフライトプランを用意するように指示されたそうです。結果的に行先はダマスカスでした。しかし、ここでも30分近く飛行場の上を旋回することになりました。

午前5時28分、ダマスカス空港に強行着地しました。

航空機関士の牟田幸男さんが地上に降りて、飛行機の外部点検をしているのが窓から見えました。地上に降りられて羨ましいな、と思いました。それぐらい長い時間、飛行機に乗っていたのです。ここで10名が解放されました。

再び飛びたった飛行機内で、所在なげに「文藝春秋」を読んでいたときでした。犯人の板東が「先生は、ブルジョアの雑誌を読むんですね」と言いました。ちょうど、明治時代に活躍したある女性の記事を読んでいた時でした。その発言に特に反論はしませんでした。犯人に対する恐怖心はすでになくなっていましたが、自分の意思もなく思考のとまった人間が、ただだまって行く先の分からない飛行機に乗ってぶらぶらと中東の空を放浪しているような状態では、話すことも億劫だったのです。

昭和45年3月31日に起こった日本で初めてのハイジャック事件「よど号ハイジャック」と「ダッカのハイジャック事件」を比べてみますと、ダッカハイジャック事件は、いろいろな点で用意周到に計画されているように思われました。

あとで聞いたところによると、ダッカハイジャック事件は、約1年半かけて用意されたとのことです。よど号ハイジャックは、犯人の田中義三の公判での証言によると、北朝鮮に行くことを知らされたのは事件のおよそ半月前だったそうです。

さらによど号ハイジャックでは、機内の様子はダッカハイジャック事件とは全く違っていたように思われました。ダッカハイジャック事件は、気温が48度というダッカに駐機して、水もない悪環境で長く耐えられるように、一つ一つ綿密な計画に基づいて実行されたように感じられます。

一方、よど号の乗客の解放が決まった時にお別れパーティが設けられて、その席で赤軍派の犯人の田宮が「みなさんは運が悪かった」と話したそうです。というのは、よど号ハイジャックの4日前の3月27日に同じ福岡行きの便をハイジャックする予定でしたが、犯人のうち田中、安倍、小西、吉田の4人が飛行機に乗り遅れて、その日のハイジャックの実行を田宮が中止したと言われています。

遅れた理由は、あまり早く空港に着くと人目に付き易いので、出発間際に空港に着く予定にしたところ、みんなが集まったのが出発予定の時刻を過ぎていて、搭乗手続きができなかったからだそうです。失敗したお蔭で機内の構造や様子がわかり、9人の座る位置や分担まできめてハイジャックに臨んだと言っています。

ダッカハイジャックでは、犯人たちは飛行機に関するいろんな知識も豊富でした。あるパイロットは、犯人たちが飛行機にとても詳しいということで驚いたそうです。ある装置について「あれは何だ」と質問するのではなくて、専門的なことを確認しているような聞き方をしていたそうです。「DC—8」について特訓をしたとのことでした。「犯人は、アマ飛行士の知識よりも上だ」とその機長は言っていました。犯人が唯一知らなかったのは、高度によって「飛行機の燃料消費」が違うことぐらいだったそうです。

ハイジャック機に医者を乗せる予定だったそうですが、都合が悪くハイジャックに参加できなかったと犯人が言っていました。その代わりとして私が使われたのでしょうか。いまではわかりません。

ダッカ事件の釈放犯である大道寺あや子に、「のどが渇いたのでお水を飲みたい」と言うと、「どうぞ」とやさしく言って持ってきてくれました。三菱重工爆破事件の犯人大道寺の妻です。赤軍の女性は、普通の若い子と変わらぬように見えた、とアルジェまで一緒に拉致された乗客の大山氏が言っていました。

機内でタービュランスがあって飛行機が突然揺れ、犯人の一人が大腿を強く打ちました。彼に湿布をしてやったところとても感謝していました。本来なら敵味方なのですが、同じ境遇や環境の中に長くいると、なぜか犯人と運命共同体であるかのような感じが生まれてくるから不思議です。これを「ストックホルム症候群」と言うそうです。このことは、「よど号ハイジャック」に遭われた聖路加病院の日野原重明先生も言っておられます。

飛行機が地中海に入ると、犯人は最終目的地がアルジェであることを通告してきました。「もうじき自由になれる」、そんな期待感のためか、窓から見下ろした海面は太陽に向かって反射し、その中に浮かぶキプロス島は溜め息が出るほどに美しく感じられました。やがて、犯人が着陸することを知らせました。飛行機がアルジェの町に向かって降下し始めました。

長く苦しかった旅の終わりが近づきました。そそりたつ断崖の海岸線には白い波が打ち寄せていました。のどかな美しい海でした。砂漠の隆起を思わせるはげ山、曲がりくねった川、緑の薄い赤茶けた森も見えました。

期待と不安をいだかせたまま、飛行機は旋回を始めたのです。「予期せぬ旅」の最終目的地であるアルジェの町が眼下に見えてきました。飛行機はアルジェ空港にスムーズに着陸しました。

犯人の1人が自由宣言を発表しました。それはダッカで初めのころに発表したものとほぼ同じでした。日本赤軍最後の説明でした。大きな目的は

1　すべての人の「団結」を目的とし、一握りの資本家を打倒し、平等と平和な共和国をつくるのがこのハイジャックの目的である。日本帝国主義とアメリカ帝国主義と闘う。

2　したがってこの飛行機に「団結」と名付けた。団結すれば必ず勝つ。団結がどれほど大切かを考えている。

3　この戦いの中で、同志ができたか。反省もし、期待もある。この最後の段階でも絶えず考えている。

4　この点について、乗客の協力で日帝のあらゆることを打ち破った。

5　祖国日本を、本当に良い人民のために人民が主人となる国を団結して打ち立てたい。

6　団結を考えるうえで、教訓とするような問題が沢山あった。荷物の管理、衛生の問題、食事の問題（2食でなく3食を希望）。

このハイジャックの目的は、

1　同志の奪還

2　革命基盤の獲得

最後に犯人たちは「このオペレーションは成功した。革命成功の暁にはまた会いましょう」と言い、犯人の1人が私に別れの挨拶に来ました。

「先生、こんど日本に帰ったら新宿で一緒にビールでも飲みましょうよ」と話しながら、彼はタラップにむかい降りて行きました。

ハイジャッカーと人質という立場の違いはあるにせよ、同じ飛行機の中で苦労し、「お互いに頑張った」という気持ちがそんな言葉となったのでしょうか。そこには何か奇妙な関係が生まれていました。犯人達は迎えに来た4台の車に分乗して空港を立ち去りました。


午後3時20分。

われわれ11名の人質はスポット10番に到着しました。アルジェの空港で解放されたのです。一歩一歩タラップを踏みしめるようにして、まさに地上に降り立ったのです。ダル・エル・ベイダ空港でした。「134時間ぶりの自由」でした。しかし、嬉しさよりも虚脱感のほうが先でした。

アルジェリアの宮坂日本大使、そしてアメリカとインドネシアの大使が出迎えてくれました。空港内では外国の新聞記者やテレビの取材を受けましたが、すべてお断りし空港ビルにあるVIPルームで「自由の味」をかみしめながら、無事に着いたことを記念してみんなでジュースで乾杯しました。
そしてすぐに私たちは自動車に分乗させられ、周りの景色がビュンビュン飛んでいくような矢のようなスピードで町中を突っ走って行きました。正直言って、この自動車の運転の方が機内での飛行機よりも恐かったように思いました。以前から夢に描いていた「カスバ」を見ることはできなかったのです。

私が若いころに好きだった「カスバの女」という歌があります。エト邦枝の唄った歌です。暗い退廃的な感じのする歌です。その中に「ここは地の果てアルジェリア　どうせカスバの夜に咲く……」という歌詞があります。カスバには、映画『望郷』の中で、ジャン・ギャバン扮するぺペ・ル・モコが歩いた細い迷路と石畳の坂道があり、そこに一度行ってみたいと思っていました。そんな思いが不思議なことに突如実現したのですが、アルジェは歌や映画で想像していたようなロマンチックな町ではなかったのです。

市街の中心から西へ25㎞離れた「ホテル・ド・ポール」に着き、ホテルの前で記念写真を撮りました。ハイジャックされ最後まで一緒に恐怖と劣悪な環境の中で過ごした仲間達です。

その写真におさまっていた桜庭、高橋の両機長は既にこの世にはいません。ボンベイ空港で最後に機内に乗り込んだために、犯人と間違えられた友人特猪氏も5年前に亡くなりました。山口県出身のA氏は市長となり、セメント会社の社長となってお金持ちになったとの噂を聞きました。あの時の日航のPS池末、ASP斉藤や客室乗務員は元気ですが、みんな歳を取りました。

ホテルではハイジャックされた乗客に、現地日本人会の人たちが「握り飯」と「てんぷら」を差し入れてくれました。感激で涙が出ました。

羽田に帰国し、最後の人質となったわれわれは日航オペレーションセンターで記者会見をすることになりました。

「極度の緊張状態の中で、常識を超えた高温が半日近くも続いた機内の悪条件の中で戦った」と私は話しました。あのハイジャック事件で高橋機長は8kg、澤田機長は5kg、私は3kgも体重が減っていました。

あの事件から20年がたった1997年、あるきっかけで事件に関係したみんなで集まる機会を持ちました。いまでも2年に1回くらい、銀座のお蕎麦屋さんに集まります。その集まりには、あの時の運輸政務次官で救援機の団長だった石井一氏も出席してくださいます。石井氏は、身代わりを覚悟して救援機に乗ってダッカに来て犯人と交渉し、最後はアルジェまで来てくれました。その頃はまだ若い代議士でした。

そして、あのハイジャック事件も風化しそうになっています。なぜかいま、この事件のことを書き記しておこうという気になったのです。私も歳をとったためかもしれません。

私の部屋には何枚かのマリリン・モンローの写真が飾られています。それと並んでハイジャックされたJL472便のボーディングカード（搭乗券）が額に入れて飾ってあります。家人も、それが何であるかは気が付かないと思います。

思い出したくもない苦労でしたが、この額に入ったボーディングカードを見るたびに、人生の通過してきたあるポイントを振りかえることができ、「あの時の苦労に比べたら……」という思いと重なり、つらい時の励みにしているのです。

長い時の流れによって、苦しかったあの事件さえもただ懐かしいと言う気持ちに思えてならないのです。

日本医師会雑誌　昭和53年1月号「134時間の孤独」に加筆。

第4章　高齢社会を生きる

この章では、60歳まで働いていた日本航空での経験を元にして、健康に生きる生活の仕方や、具体的な症例について気を付けなければいけないことなどを中心に述べています。歳を取ることによって生じてくる老いの兆候や身体の変化、若いころにはすぐに治った風邪などでも、以前より回復に時間がかかっていることなど、高齢社会に生じている身近な例を取り上げて、私の経験や知識に即した話をしてみます。

三菱養和会スポーツクラブ

60歳になり、私は日本航空を定年退職しました。その後、巣鴨にある「三菱養和会スポーツクラブ」で働きました。

日航にいたことでよかったのは、いろんな所を見学できたことと、友達がたくさんできたことです。一般の医者ではできないような貴重な経験もでき、異なった歩き方をしてきました。苦労も多かったですが、今でも日航には感謝しています。

三菱養和会スポーツクラブは、三菱創業百年記念事業の一環として、当時の三菱グループ29社が三菱社員のために造ったスポーツクラブです。ここが創設された時から、水曜日の夜にカウンセラーとして働いていました。ドクターのいるスポーツクラブは日本では数少ないと思います。健康増進の医療は第三の医療といわれているものです。

日本航空の常勤産業医になる前に、昭和38年から日本航空の診療所で職員の健康管理をやってきたことは前述しました。しかしその健康管理は病気の早期発見と早期治療という「疾病管理」でした。健康問題は病気になってからの対応ではもう遅い、という思いが私にはありました。疾病管理のやり方は病気の進展から身を守ることで、そのやり方に限界を感じてもいました。

日本航空の常勤産業医になってからは、職員の体力づくりとかスチュワーデスの入社試験に体力測定を導入するなどして、健康増進をはかってきました。その延長線上に、このスポーツクラブでの体力づくりがありました。

三菱養和会では、昼間の時間帯を一般の人達にも開放することになりました。それまでは三菱社員のみで、スポーツ選手とか若くて健康な人ばかりでした。しかし、一般に開放したことでスポーツクラブに来る人は、昼間に時間がある近くに住む高齢の方が多く、病気の既往のある人達も入会してきました。そのためか運動中の事故も続きました。

その頃に「プールで歩きましょう」というスクールを始めました。参加者の平均年齢は

67歳で、最高年齢のご婦人は88歳でした。この人達の中には、糖尿病や高血圧だけではなく、心筋梗塞や脳梗塞などいろんな病気の人がいたのです。

ところで、最近は運動に対する世間の考え方が変わってきました。薬と注射だけが治療と考えていたお医者さんまでもが、コレステロールが高いから、血圧が高いから、糖尿病だからといったときに運動をすすめます。一般の人も運動不足や肥満や、時間があるからといってスポーツクラブに通います。

しかし昭和50年ごろ、私が日航で職員に運動を勧めたころは、社員から「先生は、病気をすべて運動で治そうとしている」と言われ、医者として、なかば軽蔑していた職員もいました。今はそんなことを言われていた当時が懐かしくさえ思い出されます。世の中がずいぶん変わったことを実感しています。

高齢者は、病気があっても自覚症状がなく無症状で、非定型的なことがしばしばです。したがって、高齢者が一見健康そうに見えていても、自分の体力を過信して激しい運動をすると、事故を起こす危険があります。

そこで、高齢者を対象に、エルゴメーター（自転車）を使って運動中の最大酸素摂取量を測定し、同時に心電図とか血圧の変化をみました。それに従って、その人の身体にマッチした運動処方をつくりさらに健康相談もしました。

そうした測定は、症候限界で測定した最大酸素摂取量を求めているために、真の全身持久力を評価していないとも言えますが、体力の個人差が示唆され、冠状動脈の疾患があるかどうかがある程度わかります。そこで体力に応じたスポーツの種目のふるいわけや、運動の程度を指示しました。エルゴメーターで心臓に負荷をかけて、心電図の変化が出て心臓の冠状動脈の異常を疑われた人は、循環器専門の病院に送りました。おかげで事故は減少しました。

高齢者がスポーツをするときの基本

私が、三菱養和会スポーツクラブに来て特に感じたことは、企業に属する人と属していない人とでは日頃の健康管理に大変な差がある、ということでした。

企業では、産業医がいて毎年定期的に職員の健康診断をし、フォローされ保護されています。しかし、会社を退職した人とか、一般の人には、産業医も看護師もいません。たとえ検査を受けても健康や運動までの指導はしてくれません。日頃、病気をみてもらっている医師に運動の相談をしても、忙しくて親切には説明をしてもらえないと思います。

したがって、歳をとり退職し病気が多くなってからは、健康と運動を自分自身で管理しなければなりません。

ところが、最近の医師はやたらに患者に運動をすすめます。運動処方もなく、ただ運動を「やれやれ」というだけです。また、スポーツクラブに来る人も一生懸命にやり過ぎます。私は、「健康増進のための運動なのだから、軽く、楽しくやりなさい」と言っています。

高齢者が安全な運動をするためには、スポーツをする前に全身の「人間ドック」をし、さらに運動負荷のメディカルチェックをすることがとても重要です。

というのは、高齢者の運動中の事故原因は冠動脈疾患（心臓）のことが多く、年齢とともに狭心症や心筋梗塞を起こす危険因子が高くなるからです。

また、会社の検診、人間ドック、老人検診などで、いわゆる「安静状態で撮った心電図」がたとえ正常だとしても、過度や不適切な運動をすることによって、心臓の事故、心筋梗塞を起こす危険があります。

「心電図が正常」というのは信用できません。それはあくまでも心電図が正常であって、「心臓が正常であるとは言えない」からです。心臓にある血管の3ヶ所が99％と狭くなっていても、安静時の心電図が正常なこともあるからです。そのような人は自転車で運動して負荷を与えると心電図に変化が見られます。変化があった人達は循環器の専門病院に送ります。

運動終了後2、3分すると不整脈が多発し、危険なことも多く見られました。医師から「血圧は正常」と言われていても、普段運動をしていない人が急に運動することで、血圧が250以上に上がることもあります。

「心臓も血圧も異常がないから」とお医者さんに言われていたとしても、歳をとってから自信過剰で運動することは、危険が一杯です。

健康のための運動は、力まないで楽しくやることです。自分で健康だと思っていても、歳をとったら心臓のチェックが欠かせません。

女性のリスクは閉経と加齢です。中年になり閉経後には女性ホルモンが低下し、骨折をよく起こします。骨粗しょう症は、女性は男性の3倍も発症します。好発場所は腰椎、大腿骨、橈骨です。骨折を防ぐために、牛乳を毎日飲み、太陽にあたり、さらに骨密度の測定をぜひ受けて戴きたいと思います。

高齢者の健康維持、増進は非常に重要な社会的課題です。福祉や年金も大切ですが、それよりももっと前に高齢者の健康や運動について関心を持ち、若い時から病気にならないように予防し、努力をしていただきたいと思います。

〝病〟と共存する時代

人間は、神代の昔から20世紀近くまで、病気になった時には加持祈祷に頼り、仕方がない運命だ、などと諦め、「痛み」は薬草や麻薬を使って除去してきました。子どもが独立して結婚すれば、その時点で自分の一生が終わったと考えていました。

ところが、20世紀になり医療が進歩し、致命的といわれた肺炎とか結核、伝染病といった感染症は、ペニシリン、ストレプトマイシン等の抗生物質の発見によって死亡する人が減りました。医学や公衆衛生の進歩もあって、平均寿命が延長して高齢者が増え、疾病構造も変化しました。

現在、日本の人口の年齢構成は２０１５年段階で、高齢者といわれる65歳以上の人間は３３９５万人となり、全人口に占める比率は26・８％となっています。寿命が延びたことで後期高齢者は平均月３万人のペースで増加しています。そのために高血圧や糖尿病や動脈硬化性疾患などの慢性疾患、即ち長期にわたって〝病〟と共存する半病人とか半健康人が多くなり、病院に通う人が多くなりました。

いままでは、病気（脳卒中、脳梗塞）になってからいいお医者さんを探し、入院して治療していました。医学が進歩し、人間が長生きするようになったので、これからはまず半病人にならないために日ごろから病気にならない努力をし、健康で過ごすことが大切です。

どうして予防が大切かというと、病気になるとお金がかかるからです。さらに、高齢社会では高齢者が多くなり、年金、医療、福祉などの保障は多く望めないからです。あと少しすると、高齢者には延命治療はしないという姥捨て山の時代がきそうですね。

縄文の昔から昭和の中ごろまでは寿命が30歳延びているだけでした。ところが昭和22年から現在までのわずか70年間で、約30歳も寿命が延びているのです。人類がかつて経験したこともないような超高齢社会に日本が急速に突入し、「人生百年」の時代に手が届いたことがわかります。

日本人の平均寿命が延びた原因

日本人の平均寿命が急速に延びた原因は次のようなことが考えられます。

①外因性疾病、感染性疾患の減少

第2次世界大戦の後、日本に輸入された抗生物質（ペニシリン、ストレプトマイシン）が、感染症疾患の減少をもたらしました。その後も相次いで抗生物質が登場し、死亡率を下げました。

②栄養状態の改善

戦前、日本人の食事は低栄養でしたが、戦後になって経済的に豊かになり、食事が欧米化され、高栄養の牛乳を飲み、肉を食べるようになって栄養状態がよくなりました。

④生活設備の充実

以前は夏の暑さは扇子やうちわでしのぎ、冬の寒さには小さな火鉢か炬燵でした。現在はどこの家にも扇風機や冷暖房機が設置され、風邪や肺炎になることが少なくなりました。

⑤幼少時、成年者の死亡率の減少

昔はお産で死亡する人が非常に多くありましたが、医学の進歩によって減少し、平均死亡率をおし下げました。

⑥高齢者死亡率の著しい減少

国の経済も安定し衛生環境も充実し、老人が多くなりました。寿命が延びた一番の要因は医療の進歩ですが、国民皆保険によって、いつでも、だれでも、どこでも医療が受けられるようになった仕組みも大きな原因だと考えらます。

100歳以上の元気な高齢者の増加

100歳以上の高齢者は、1963年には全国で153人でした。それが1981年になると1000人、1998年10000人となり、急速に高齢化が進みました。2012年には58820人となり、そのうち女性50234人で5万人を超えました。現在は65000人を超えています。

100歳以上の高齢者の都道府県別ランキングを10万人当たりの人数で見ますと、1位が島根県（90・17人）、次に　高知県（86・44人）、鳥取県（79・58人）の順です。

100歳を越してもイキイキ元気な毎日を過ごすお年寄りの姿は、若い人たちに大きな刺激を与え希望も与えています。

1965年から、都道府県別の平均寿命ランキングが発表されるようになりました。この年の長野県は男性9位、女性26位でした。それが徐々に順位が上がり、長野県は平成24

年よりトップとなりました。現在は男性2位、女性1位です。その原因としては、自然環境に恵まれていることもありますが、県や住民の積極的な健康づくりへの取り組みがあり、高齢者が社会参加でき、就業率が高いことなどが考えられます。

それまでは、沖縄県が10万人当たりの100歳以上の数が13年連続1位、65歳以上の平均余命1位、女性の平均寿命1位で長寿が有名でした。しかし現在の沖縄の平均寿命は、男性80・27歳で36位、女性87・44歳で7位までに落ち込んでしまいました。

沖縄県が長い間、日本一の長寿県であったにもかかわらず順位が落ちた原因は、車社会となり運動への関心が少なくなったことです。それは平均歩数が全国平均よりも少ないことでも明らかです。1965年頃から食事が欧米化して、野菜より肉の摂取が多くなり、高脂肪食を摂るようになって、伝統的な食事から離れたこともあります。さらに、アルコールの摂取量が多いことで、暫時平均寿命の順位が下がったのです。肥満者の人の割合が全国平均より高いことも原因でしょう。これまで長寿者が平均寿命を引き上げてきたのが、それより下の世代の不摂生ぶりが顕在化したことも要因です。特に、沖縄は40歳代、50歳代の死亡率が高く、この世代が年を重ねることによって平均寿命に悪い影響を与えているのです。

ただし、どの県でも２０１０年は１９６５年よりも平均寿命が10歳以上延びています。しかし、平均寿命が延びたからといって喜んでばかりもいられません。要介護者が多くなるからです。自分の健康は自分で守るという気持ちを持って、健康に気配りをして下さい。

健康長寿の長野県

数年前の春、パック旅行でアフリカのモロッコを訪れました。日本航空の医者として長い間勤務していたので、年に数回は海外の学会などで出張していましたが、退職して歳をとってからは時差のある海外旅行に出かけることは億劫でした。

しかし、モロッコに行きたいという家内の希望もあって、出かける決心をしました。洋画ファンだった若いころに見た映画『カサブランカ』のイングリット・バーグマンとハンフリー・ボガードを思い出し、さらに映画シーンに出てきた「ピアノバー」を見たいという願望もありました。

ところが、モロッコには映画に出てきたようなエキゾチックでノスタルジックな雰囲気の「ピアノバー」はありませんでした。ただ、その旅行で一組の夫婦と大変仲良くなりました。そのご亭主が長野県生まれだと知り、長年疑問に思っていたことを聞きました。

「長野県は沖縄を超えて日本一の長寿県になったそうですが、どうしてですか」。彼は返答に困ったのか、「飯山で病院長をしている高校時代の友人がいるので、彼に聞いてみます」とのことでした。

それから2週間ぐらいたったころ、彼から分厚い封筒が届きました。中身は私が質問した「長野県の長寿」についての内容でした。結論としては、その先生も「これだ」というはっきりした答えはわからないが、長野県としてはなぜ日本一の長寿県なのかを審議会をつくって原因の分析をする動きがある、と書かれていました。とはいえ、恐らくこのようなことではないかと挙げたのは、次のようなことでした。

・米、野菜、味噌、醤油、豆腐、納豆、漬物など色とりどりの食品が郷土食として多く豊富にあり、それらをバランスよく摂る人が多いこと
・自治体の積極的な健康づくりへの取り組み（保健指導員の積極的な活動）
・山間地が多く、運動量が多いこと
・高齢者の就業率が高いこと（全国平均32・2％、長野県43・7％）

・多世代同居率が多く、家庭での介護力が高いこと
・公民館数が全国一多いこと
長野県の長寿は、医療に世話にならないという考えが県民にしみ込んだ結果だ、といわれています。その原動力になったのが「保健指導員活動のしおり」だそうです。これは保健指導員のために書かれた教科書のようなものです。指導員は予防医療に取り組み、自ら学んだ知識を実働部隊として地域に伝えました。人の集まる機会を利用して健康に関する知識や情報を伝えたのです。76市町村中、75市町村で活躍しているそうです。
１９６５年の長野県の平均寿命ランキングは男性９位、女性26位でしたが、当時、減塩を訴えました。地道な指導員の方々の草の根活動が実って

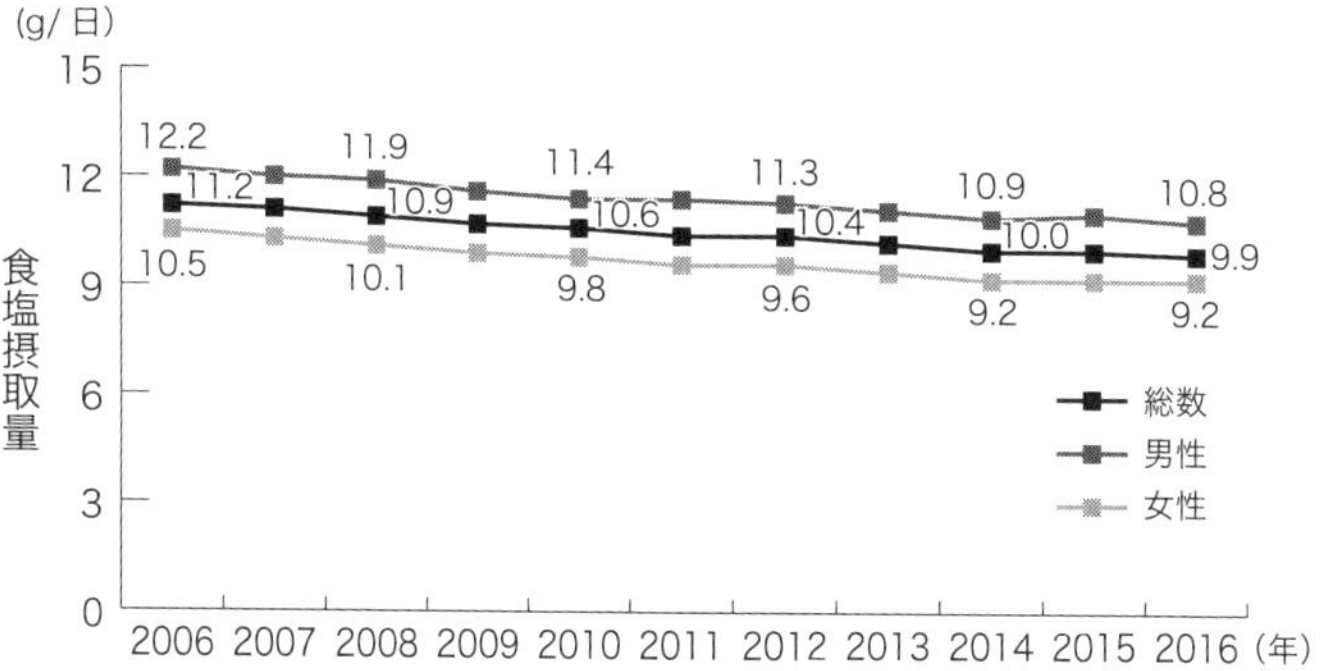

（厚生労働省「平成28年国民健康・栄養調査結果の概要」より引用）

食塩摂取量の平均値の年次推移（20歳以上）（2006～2016年）

平均寿命も延びたと考えられます。県ではさらに5か年計画の目標を掲げ、さらなる長寿の取り組みを進めようとしています。

日本人の食塩の摂取量は漸減してはいますが、その減少ペースが最近ではやや鈍くなってきています。高血圧に影響を与える食塩の摂取量は、個人では40％、加工食品や外食由来によるものが、なんと60％に及んでいます。個人の努力には限界があり、国や食品業界を巻き込んだポピュレーションアプローチとしての施策が必要です。ちなみに、秋田県は1935年の1日の食塩の摂取量が36ｇでした。これは大変大きな数値です。

人間の寿命

日本人の平均寿命は、男性・女性ともに80歳を超えています。昔の人に比べれば非常に寿命が延びていて、昭和22年から現在まで平均寿命が30歳も延びているのです。日本は世界で最も高い高齢化した国になりました。

日本では縄文時代の平均寿命は14・6歳であったという推計があり、その後、戦国時代になると、武将の寿命は、信長47歳、謙信49歳、信玄53歳、秀吉62歳、家康75歳となっています。

ところで、人間は何歳まで生きられるのでしょうか。それは成長期の6倍といわれていて、およそ120歳前後です。泉重千代さんは120歳、フランスのジャンヌ・カルマンさんは123歳でした。

ウイスキーのオールドパーの商標となっているトーマス・パーさんは、1483年生まれで80歳で結婚し、102歳の時に婦女暴行罪で18年の刑を受け、122歳で再婚し153歳まで生きたそうです。晩年には、チャールズ1世にロンドンに招かれ「サー」の称号をもらいました。歳をとっても元気な人がいます。しかし、人間は歳をとると身体が衰えます。成人を過ぎて形態や機能が衰えることを「老化」といいます。

一方、老化は個人差が大きく、かつ進行性です。歳をとるほど徐々に生理的な機能が低下し、個人差が出てきます。25歳を過ぎると身体が衰え始めます。とくに50歳を過ぎると、その変動の幅が大きくなります。

103歳で高尾山に登り、毎週ゴルフをしていた元気なお年寄りの話を聞いたことがあります。その老人は毎日、短冊形に切った500gの鉄の板を重ねて5kg、足首につるして持ち上げ足の筋肉を鍛えていたそうです。このように、日頃の努力の積み重ねが、元気と長生きに通ずるのです。

また老化は、同一人でも臓器によって老化の差が出てきます。老化の差のない臓器としては眼があります。50歳近くなると老眼が始まります。歯や卵巣も差のない臓器です。

老化で差の出る臓器としては、脳と血管があります。脳の動脈硬化に由来する「脳血管性痴呆」とか、脳の細胞変性とされる「アルツハイマー病」の痴呆性疾患が高齢化とともに増加しています。ただ、動脈硬化のパターンが欧米人と日本人とでは異なります。日本人は頭蓋内の血管が詰まりやすく、小さな梗塞の多発性梗塞性痴呆、いわゆる血管性の痴呆が起こりやすいのです。

一方欧米人は、頭蓋外の脳動脈と言われる頸動脈の硬化が強い傾向にあります。これらの痴呆の予防法としては、血管を若く保ち、老化を遅らせる生活習慣によって決まります。

長寿について

「人生70年、古来稀なり」と言われ、以前は70歳になると古希の祝いをしていました。しかし現在は平均寿命が80歳の世の中になり、お祝いをしたという話を聞くことが少なくな

りました。（平均寿命 平成28年 厚生労働省統計　男性80・98歳　女性87・14歳）

「還暦」と言って、60歳になると赤い帽子にチャンチャンコを着て、お祝いをしていました。いまでは「米寿」88歳も珍しいことではなくなりました。長命となった日本は、「白寿」99歳の人がいまや6万5000人以上もいる世の中に変わったのです。

日本人の統計によりますと、「医者の不摂生」と言われているように、医者は短命だそうです。ただし外国では医者は長命です。

私は平成30年現在84歳ですが、いままで大きな病気をしたことがありません。身体で悪い所といえば腰痛が時々あるぐらいです。また、特別な健康法もしていません。「こうしなければならない」というような方法はとっていません。人によって持って生まれた体質も違い、育った環境も違ってまちまちです。

私の周囲には、健康で元気な友人がいます。その友人とは、いまでもマージャンをよくしています。彼は元日本航空のパイロットをしていました。現在90歳で、友人たちとの月4回の定例マージャンの集まりには必ず出席し、いつも勝っています。話もしっかりしています。少しの「ぼけ」も感じられません。驚くことに、その他に月に5回も友人とゴルフを楽しんでいるそうです。

宮崎県串間市出身の友人とゴルフをした時に聞いた92歳の老人の話をしましょう。第2回の「エイジシュート全国大会」に参加したその老人は、出場者112名中の最高齢でしたが、その大会で優勝したそうです。

ちなみに「エイジシュート」というのは、ゴルフの1ラウンドで自分の年齢以下のスコアでホールアウトすることです。その時の彼のスコアは90で、ただ一人のエイジシューターでした。それが、なんと555回目のエイジシュートだったそうです。

50歳でゴルフを始めたこの老人は、78歳の時にゴルファーの夢である「エイジシュート」を初めて達成しました。85歳の時に100回目を達成したのだそうです。現在、ゴルフの練習を週に2回、コースには月に5回出ているそうです。

「元気の秘訣は食事です。暴飲暴食を避け、消化が良い栄養の高いものを食べるようにしています。ゴルフは結果ではなく、楽しむことが大切だ」と、その老人は元気の秘訣を話してくれたそうです。

長生きしている人たちは、生活のバランス感覚に秀でていて、決して無理せずに健康を保つ行動パターンを持ち、自然流の生き方をしているように思います。さらに、交際範囲が広くて友人が多く、頭の訓練や頭脳の体操を心がけて、身体を動かし、物事にあまりこだわらない人たちのように思われます。

２０１７年４月の新聞ニュースによると、イタリア北部に住むエマ・モラノさんは長寿世界一でした。１８９９年の生まれで２０１７年に１１７歳で亡くなりました。彼女は90年間にわたって毎日、生卵2個と調理した卵1個を食べていました。生涯で約10万個の卵を食べたことになります。野菜はほとんど口にしていないとのことです。ただしバナナは食べ、グラス半分の赤ワインとポリフェノールが豊富と言われているチョコレートをたくさん食べていたそうです。朝食はビスケットと牛乳と水、昼食はパスタを入れたスープと生の牛肉、夜は牛乳だけでした。ただし、3食ともに決まった時間に摂っていたそうです。

日本でも長寿の一家がありました。江戸時代、天保15年5月11日、永代橋の「渡り初め」に一家3代が１００歳以上であった三河の百姓満平一家が選ばれました。その時、満平さんは２４３歳、後妻が１３７歳、子供の万九郎さんが１９２歳、その妻１７７歳、孫は１５６歳、その妻は１３７歳だったそうです。その後、この家族が何年生きたかは判っていません。

さらに長命なのは、みなさんが信じるかどうかは別にして、古代の日本史に出てくる武内宿祢《たけのうちすくね》です。彼は年齢が３０７歳だと、中国の「宋書」に記されているそうです。

長寿の秘訣とそのコツ

昔の長寿の人たちを調べてみますと、現代では考えられないほど、自然に近い生活をしていたように思います。そこで、ストレスの多い現代人についての長寿の生き方についてお話ししましょう。

長寿の人たちには、これといって特別に共通する健康法はないように思われます。「長生きのコツ」と尋ねても、人によって違います。お酒、タバコ、砂糖などは身体に良くないと言われています。しかし、お酒が好きで長生きした人も中にはいます。タバコを吸って長生きした人もいます。

強いて言えば、長生きのコツは常に慎み深く過ごすことです。無理せず、急がず、あせらない。用心深い、目立たない、他人をうらやましいと思わない、くよくよしない、心静かにしている、身体をこまめに動かす、足を使って歩く。

食事のことでは、規則正しく摂る。料理は薄味でゆっくりと時間をかけて食べる。肉、魚、豆などのタンパク質を多く摂る。ゴマなど植物や野菜を多くとる。ご飯などの含水炭素は少なめにする。

生き方の心得としては、自分の仕事を楽しむ。感謝の気持ちを持って生きる。人に迷惑をかけずに、人のためにつくす。極端なことをせず極端な考えを持たない。極端な行動をしない。自分を大切にする。酒、タバコは控える。

長寿者の食事

世の中には長寿の人がいますが、その人たちの食事はどうだったのでしょうか。食事の内容が、健康に深くかかわっていることは言うまでもありません。しかし、雑誌やテレビで、あれがいいこれがいいなどの健康情報が多くあって、どれが正しいのか判断が難しいのも事実です。

医者が病気を治すことができたとしても、自分の健康を維持するのはやはり自分自身です。生活習慣病から身を守り健康に日々を送るために、「食事の重要性」をしっかりと認識することが大切です。

多くの長寿者は野菜、果物、肉、野菜、海草からお菓子まで、何でも好き嫌いなく食べる人が多いと言われています。厚生労働省も、1日3食の合計で、30品目以上の食品をバランス良く摂ることを勧めています。

ある長寿の老人は、5日毎に魚の目玉と生ウニを茶碗1杯食べていたそうです。しかし、みなさんがこれを真似て今日から実践しても、長生きするとは限りません。

多くの100歳以上の人の食事について聞いてみますと、まず大食しないことです。3食を時間通りにかならず摂ること。それから食事のバランスを考えることです。味は薄めのほうがいいです。肉、野菜などをたくさん摂り、ゆっくりと時間をかけて食べることです。

①腹8分目
②肉、魚介類などのタンパク質を充分に摂る
③野菜や海草などを好んで摂る
④食品の好き嫌いが少ない
⑤薄味の料理を好む
⑥規則正しく食事を摂る
⑦毎日30種類ぐらいの食品を摂り、しかもバランス良く摂ること

問題は、以上のような食事によって痩せないことです。歳をとっても体重が40kgを切らないようにすることが大切です。体重を変えない、手足を細くしないことも重要です。血液のコレステロール値を150㎎／dℓ以下にしないことも大切です。高齢になると、肉や魚や野菜を敬遠して、偏った粗食になる人が多くみられますが、肉などのタンパク質を食べないとフレイル（虚弱状態）になり、筋肉量や身体機能が低下するサルコペニアに陥る危険性があります。

納豆はふつうの豆に比べて消化吸収が良く、ナットーキナーゼという酵素が含まれていて、腸内環境を整え、ビタミンがよく摂れます。

ご飯は、百寿者では一般に少なく、1日の炭水化物摂取量が少ない傾向にあります。老化の原因は糖質のとり過ぎとする「糖化説」があります。体内で糖質がタンパク質と結びついてAGEs（終末糖化産物）となり、老化現象を起こすという説です。

長寿者は、血管の炎症を抑え動脈硬化を予防する効果があるとされる「抗酸化物質」を含むものを摂取していることが判りました。赤ワインやチョコレート、コーヒーもいいようです。

脂肪細胞から分泌されるホルモンにアディポネクチンがあります。これは内臓脂肪の燃焼や糖尿病などの動脈硬化の抑制に効果があり、百寿者はその濃度が高いと言われています。名古屋大学の研究では、1日に4杯のコーヒーを飲む人は、アディポネクチンの濃度が高いそうです。コーヒーはこの分泌を促進する作用があるとされています。

117歳まで生きた喜界島の田島ナビさんは、「らっきょう」が好きだったそうです。独特の臭いの「硫化アリル」や酢は、胃腸を刺激し消化を助けます。植物繊維もゴボウやヒジキに比べて多く、90%はフルクタンという水溶性の食物繊維です。

京都府京丹後市には80人の百寿者がいます。ここでは地元で採れる魚を幼少時より食べ、多種類の豆を食べる習慣があります。ほかにも、山菜類やゴマなど種実類を食べることが多いそうです。

長寿者の食生活は意外と法則性がなく、評価が難しいといわれています。しかし、共通しているのは肉、魚、ゴマ、赤ワイン、コーヒー、チョコレートなどをよく食べていることです。

決まった時間に朝、昼、夕と3度の食事を規則正しく摂ることも重要です。これは血糖値の変動と生活リズムが安定していることを意味しています。さらに栄養のバランスを考えて、好き嫌いなくゆっくりと噛んで食べることです。

長生きするための条件として、ブルリー博士は以下の条件を挙げています。

①朝食を毎日摂る
②間食をやめる
③適当な体重を保つ
④規則正しい運動をする
⑤睡眠を毎日8時間摂る
⑥お酒は適度に飲む
⑦タバコは吸わない

ほかにも興味深い研究があります。腹7分目に減らした青年期（15歳ごろ）のアカゲザルと標準食との差を見たものです。２００９年の「サイエンス誌」に掲載されていました。3割減らした食事を摂らせたアカゲザルのほうが寿命が長く、がん、心血管病、糖尿病の3大疾病の発症も少なく、脳の萎縮も少ないことがわかりました。霊長類においても食事制限によって寿命が延びることが証明されたのです。

健康寿命を延ばす食生活

健康寿命とは、健康上の問題があっても日常生活が制限されずに、介護を必要とせず、家族などの手を借りることなく、自律して生活できる期間を言います。

要介護状態と栄養の関係には、2つの異なる局面があります。

①高齢者の介護の誘因——中高年の過剰栄養と運動不足による生活習慣病。

②自立障害がおこる高齢者では低栄養が問題——タンパク質は1日摂取エネルギーの16％は摂ること。

高齢者では手足を細くしないために（筋肉を失わないために）体重1kg当たり1g相当の食事タンパクを摂る。肉、魚を摂ること。——元気でいられてADL（Activities of Daily Living＝日常生活動作）にいい。血中のアルブミンを低くしないこと。

血清タンパクは3・5g以上にすること——褥瘡《じょくそう》（床ずれ）の予防。

ビタミンDの不足を予防すること——筋力が低下し、痩せてくる。高齢者の60％ぐらいはビタミンDの欠乏の人が多い。

毎日30種類の食品をバランス良く摂ること。

長岡三重子さんは80歳で水泳を習い始め、102歳の時、日本マスターズ水泳で100歳～104歳の部で1500mを完泳し優勝しました。彼女は91歳から本格的に水泳を始め、95歳から世界記録を続出するようになりましたが、そのころから肉を積極的に食べるようになったそうです。昼食はマグロやブリの刺身にご飯、夕食はすき焼きを食べるそうです。また、チョコレートは毎日食べているそうです。

葛飾区在住の岡戸朗さんは102歳ですが、肉が大好きで夜は豚肉のしゃぶしゃぶ、牛肉を甘辛く煮たもの、ご飯は6、7分目、野菜は大根、ニンジン、白菜をみそ汁に入れて食べるとのことです。ウナギが好きで、酒やタバコは55歳でやめ、お菓子は極力控えています。毎日朝食は7時、昼食は午後2時、夕食は午後9時と、規則正しく食べています。そのほかに生卵を週に5個、納豆2パックとコーヒー2杯は毎日摂っています。

以下に、健康寿命延伸に関係する主な9項目を挙げておきます。

①栄養、食生活
②運動
③休養、心の健康

④タバコ
⑤アルコール
⑥歯の健康
⑦糖尿病
⑧循環器病
⑨がん

卵摂取の是非

葉山に私の友人がいます。現在彼は82歳で、以前はサッカーの有名な選手として大学や実業団で活躍し、その後全日本の監督をしました。彼が少しだけ人と変わっているのは、1日に卵を4、5個食べていることです。現在、身体の悪い所は何一つなく、元気です。

終戦後の昭和22年に満州から引き揚げてきた彼は、栄養失調状態で食べ物はご飯とみそ汁だけでした。ある時、おふくろさんが、卵を買ってきてくれて彼に食べさせたのが始まりで、もう70年近くも毎日卵を食べてきたのです。

彼は長い間、ヨーロッパで某企業の駐在員を勤めていました。ある時、イギリスの友人と話をしていて、エリザベス女王の英語は大変わかりやすいという話になり、そこからエリザベス女王は1日5個の卵を食べているという話を聞き、自分と同じだと思ったそうです。ご存知のように、エリザベス女王も長寿です。

その頃彼は、卵を食べるとコレステロール値が高くなり、脳梗塞や心筋梗塞になって早死にすると、日本では医者に脅されていました。しかし彼は、自説を曲げずに現在も食べ続けています。おかげで医者嫌いとなり、私以外に医者の友人は一人もいないといって自慢（?）しています。

卵は人間にとって欠かせない栄養成分です。細胞膜の構成要素となり、副腎皮質ホルモンなどの材料となります。腸管からのコレスロール吸収率や肝臓でのコレステロール合成の程度には個人差が大きく、またコレステロールの高含有食品である鶏卵摂取量と血清脂質値の関係は一定ではありません。

２０１３年、米国心臓協会と米国心臓病学会から、コレステロールの摂取制限を設けないとの見解が出されました。「日本人の食事摂取基準（２０１５年版）」でもコレステロール制限は推奨されていません。

以前、卵の摂取量は1日1個までと言われていましたが、日本でもやっとその制限が取り下げられました。私の友人は、70年あまり世間の常識より進んでいたのです

そんな彼にはおもしろいエピソードがあります。入社した4月に会社の食堂で食中毒（赤痢）が発生し、社員4万人が感染しました。そのとき、彼は何か予感がして社員食堂に行かずに、近くの町のレストランに行って食事をしたそうです。そのおかげで、自分だけは赤痢を免れたと自慢げに話してくれました。彼には神がかった「勘」が備わっているのかもしれません。

平均寿命と健康寿命

日本は世界一健康寿命の長い国です。健康寿命は、人間が心身ともに自立した生活ができる期間で、身の回りのＡＤＬ（日常生活動作）が身体的にも精神的にも自立していて、慢性疾患があってもそれが一応コントロールされ、家の中の活動だけではなく社会活動もある程度できる状態を言います。

高齢者の場合は自立機能が第一で、身体的だけではなく精神的な自立や社会的な自立も

大切です。２０１６年の健康寿命の推測値で、都道府県別では、男性は山梨県（73・21歳）、女性は愛知県（76・32歳）がトップでした。男女とも健康寿命が長い山梨県について、厚労省は「山梨は男性の野菜摂取量が多いほか、男女ともにがん検診の受診率が高い」と推測しています。

わが国の健康寿命は２０１３年時点で男性71・19歳、女性74・21歳と世界最高水準にあり、しかも年々延びています。ただし、平均寿命の男性80・21歳、女性86・61歳と比較すると、いずれも10歳前後の開きがあります。そして健康寿命より平均寿命の延びが大きく、その差は拡大しています。

この差はどういうことを表しているかというと、不健康期間が延長しているということです。

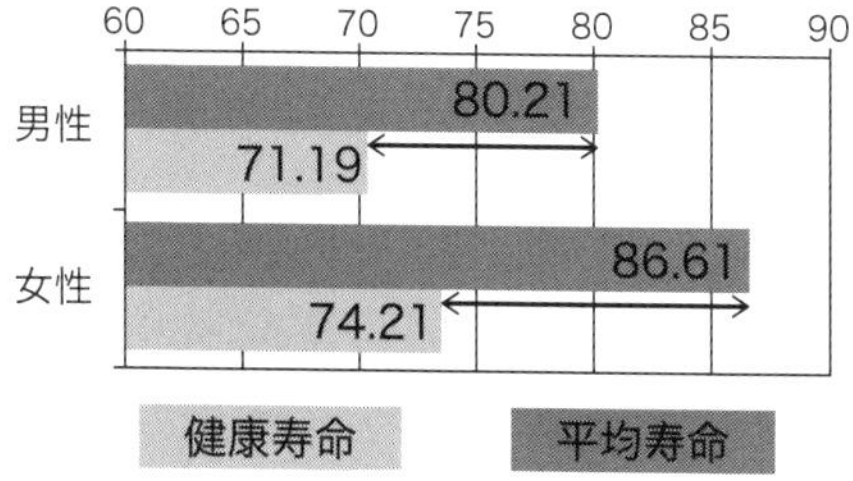

ロコモチャレンジ！推進協議会

平均寿命と健康寿命の差（2013年）

健康な状態で、介護に頼らず暮らせる状態「健康寿命」を少しでも長くし、自立した状態で活き活きと暮らしていくために、「自分で歩けること」は高齢者にとって重要なことです。

その差が大きくなると介護や医療への依存期間が長くなります。２０２２年には平均寿命が男性81・15歳、女性87・87歳との予測もあり、このままだと不健康期間がさらに延びる恐れがあります。

したがって、この期間を短縮することが、高齢者の生活を充実するために欠かせません。健康で過ごせる期間が延びれば、医療費と介護費の抑制効果も期待できます。では、健康寿命を延ばすためにはどうすればいいのでしょうか。それは、元気なときから生活習慣病の予防や健康づくりを心掛けることです。喫煙予防、受動喫煙防止を含めて、高齢者の食事や運動のあり方が重要です。

予防の中で最も多かったのは「適度に運動すること61・9％」、次に「休養や睡眠を良く摂ること58・8％」、「健康診断の受診など自己の健康状態の把握32・5％」の順でした。

老人福祉法制定から50年

日本の総人口の推移を見てみますと、明治の中期では人口３５００万人でした。その後、急速に人口の増加が認められ、２００８年には1億２８００万人となり、ピークを迎えました。

　現在、２０１８年は1億２６８６万人となり人口はやや減少し、一方で高齢者の人口は急増し、そのスピードは速く、２０４５年頃まで増加を続けます。その後は徐々に減少をしていきます。

　次ページの表は、老人福祉法が１９６０（昭和35）年に制定された当時と、50年後の２０１２(平成６)年との社会の変化を項目別に見たものです。

　総人口は９０１５万人から1億２７５０万人に増加し、高齢化率が5・7%から24・１%となって急激に高齢化をしています。平均寿命は男性65・32歳から79・94歳となり、女性は70・19歳から86・41歳で、男女ともに15歳

日本の総人口の推移

年代	人数
明治中期	3500万人
1967年（昭和42年）	1億人を突破（戦後増加）
2008年（平成24年）	1億2808万人（ピーク）
2018年（平成30年）	1億2686万人（現在）
2048年（平成60年）	1億人を割る（減少）

65歳以上の人口

1950年	5%
2015年	26.77%
2060年	40パーセント近い水準

近く高齢化しています。

１００歳以上の高齢者人口を見てみますと、154人が5万4397人となり、その数は明らかに急増しています。人生100歳時代の到来です。

高齢化の影響は、税収入が減り、一方で年金等の社会保障費の増加をもたらします。さらに資本の不足、労働力の不足をもたらします。

特別養護老人ホームの施設は、1960年当時全国で1施設であったのが7552施設と、これも驚くほどに増えています。

老人福祉法が制定された当時と世の中がいかに変わったかがわかります。しかし、子供との同居率だけが少なくなっています。

さらに日本の子供の出生数は、団塊の世代が生

1960年と2012年との比較

	1960年	2012年
総人口	9015万人	12750万人
高齢化率（1960年）	5.7％	24.1％
平均寿命	男　65.32歳	男　79.94歳
	女　70.19歳	女　86.41歳
100歳以上	154人	54397人
子供との同居率	79.9％	43.2％
特別養護老人ホーム	1施設	7552施設（利用者数498,700人）

まれた昭和22年の267万人をピークにして、平成28年には98万人に減っています。特に地方の秋田県などでは昭和22年に生まれた子供と平成28年の出生数を比較すると、4万7838人から5861人と、約8分の1に減少しています。

20～39歳までの女性の数をみると、2010年の1584万人が2055年には784万人と約半数に減ることが予想されています。女性が一生に産む子どもの数、すなわち合計特殊出生率は2005年で1・26と低下し、人口減少社会となったのです。

さらに、20歳から65歳までの労働人口と、65歳以上の高齢者を比較してみまし

子供の出生数

年代	日本全体	秋田県
昭和22年（団塊の世代）	267万8792人	4万7838人
昭和37年	200万人台推移	1/8に減少
その後は	100万人台後半	
平成28年	98万1000人	5861人
平成72年［2060年］	50万人	

20歳～39歳までの女性数

2010年	1584万人
2040年	1011万人
2055年	784万人

た。労働人口が何人で高齢者を介護するか、年度を追ってみますと、1990年5・1人、2005年には3・0人で、2025年には2・7人となり、さらに2055年には1・2人となり、1人の高齢者を約1人で支えるという「肩車型」の構造になることが推察されています。年度がたつと厳しくなっていきます。

この若年人口の減少による労働力の相対的な減少は、国の経済力の低下や、生産性の向上を図る上での困難をもたらすことが予想されます。

ライフスタイルも従来と異なって、2030年には生涯未婚率が男性で約30%、女性で23%となることが見込まれます。

今後、現在の傾向が続けば2055年には人口が9000万人を割り、1年間に生まれる子どもの数が50万人を割って、高齢化率が40%を超えることが予測されます。

この結果、行財政制度や社会経済の条件を前提とすると、社会保証への影響が出て、現在のような年金や医療や介護は望め

労働人口と高齢者人口の比率

	1990年	2005年	2025年	2055年
労働人口 （20歳以上65歳未満）	5.1人	3.0人	2.7人	1.2人
高齢者人口 （65歳以上）	1人	1人	1人	1人

ないといえます。今後、高福祉・高負担型の福祉社会でも、低福祉・低負担型でもない、わが国独自の福祉社会を目指すことが必要です。

高齢者自身の問題としては、平均寿命が延びていき、子どもの教育が終わった55歳ごろから死に至るまでのかなり長い期間をどのように有意義に生きるかは、ライフサイクルを考える上で重要となってきます。

高齢社会で重要な問題は、高齢者の健康維持です。高齢化の進行によって医療費の加速的な増大が必要とされ、それを少しでも節減するために、若い時期から健康問題を考えておくことが大切となります。さらに高齢者の健康維持は、健康を害した高齢者の介護に要する家族の負担を軽減するために必要とされます。

これらの問題を解決するために、医療を含む保健福祉の充実と、成人病などについての教育と予防医療の充実が大切となります。

成人病と生活習慣病

高齢化が進んでくると、動脈硬化疾患が多くなってきます。そのバックグラウンドにあるのが生活習慣病と言われています。聖路加国際病院の名誉院長であった日野原重明先生は、1978年に「成人病に変わる習慣病という言葉の提案と対策」という論文を書かれました。「成人病」という名称は1957年頃、当時の厚生省が使い始めた用語で、40歳を過ぎた働き盛りの人に発する脳血管障害、悪性腫瘍、心疾患、糖尿病、痛風など、主として非感染性の病気がその代表疾患として定義されました。

1996年以降、これらの疾患は小児期からの生活習慣に基づくところが多いことから、「生活習慣病」と名付けられました。生活習慣の改善により、多くの疾病予防が可能です。2002年に公布された健康増進法は、健康寿命を延伸し、QOL（Quality of life：生活の質）の向上を図ることを目的としたものです。

そのための国民の責務としては、自ら健康を自覚し健康の増進に努めることです。これは医薬品や医療保険など、医療経済的にも重要な政策でした。個人的な努力によって克服できない生活環境病（排気ガス、花粉症など）を除けば、生活習慣病は若い時からのその人の生活習慣によって決まると言われています。

高齢者における生活習慣病

生活習慣病は、明らかな症状を呈することがあまりありません。そのために重篤な状態となり、合併症を発症してその存在が明らかになることが多くみられます。少子高齢社会において日本の年金、医療、介護のあり方は大きな問題です。

日本の高齢化率が26％を超えて、２０２５年には第１次ベビーブーム世代である昭和22年から24年生まれの団塊世代が75歳となり、高齢者がさらに増加します。65歳以上が４人に１人、75歳以上が８人に１人となり、85歳以上の人も顕著に増加します。

高齢者が増えると、病人や介護を必要とする人が多くなってきます。なかでも75歳から79歳の人が生涯で最も医療費がかかる世代です。現在、外来通院中の患者さんの平均年齢は65歳で、入院患者さんの平均年齢は75歳といわれています。しかし、２０２５年になるとさらに高齢化して70歳、80歳になります。

日本人の死亡率はがん、心疾患、脳血管障害が上位を占め、しかも年々増加しています。高齢者の場合３大死因が死亡者の65％を占めています。昭和55年以来、死因のトップはがんでした。１年間に30万人が、がんで命を失っています。しかし、がんは早期に発見すれば治療が可能な場合があります。進行したがんは専門病院でも無力ですが、がんは発見する時期が問題となるのです。

高齢者が特徴的に表す疾患として、肺炎があります。誤嚥性肺炎やフレイル等の結果、防御力が落ちて低栄養となり、最終的に肺炎となり最後を迎える人が多くいます。

長寿を生活の質として考えた場合は、転倒―骨折―寝たきりになり、やがて認知症が発症して問題になってきます。

精神疾患としては、高齢者のうつ病も増加していて、特に女性に多いのが特徴です。これは、高齢者の単身世帯や老夫婦世帯などの社会的な問題が関わっていると思われます。なかでも認知症は増加の一途を辿っており、2025年には5人に1人が認知症を患い、社会負担になることが想定されます。

若さを保つための条件として時実利彦博士が挙げているのが以下のことです。

①知的好奇心をもつ
②適度のアルコール
③適度の賭けごと
④適度に歌って踊る

⑤適度の運動

(1) 心臓病(冠動脈疾患)

心臓に原因があって心臓が弱り、その機能が衰えたことを心不全と言います。軽いものでは安静時には症状はなく、少し身体を動かすと急に息切れがして動けなくなってしまいます。これは安静時には、心臓から出ていく血液で身体の要求する酸素量が足りていたのが、動くとそれに見合った酸素量が足りないことから潜在性心不全と呼ばれています。この状態がもっと悪くなると、じっとして安静にしていても息切れがして苦しくなります。これが顕在性心不全と呼ばれる状態です。

欧米社会では、心臓病の死亡率が第1位です。その中でも「虚血性心臓病」と言われている心筋梗塞や狭心症の占める率が多くみられます。働き盛りの政治家や実業家が心筋梗塞で亡くなることは珍しくありません。わが国でも最近は心筋梗塞が増加しています。現在は治療法が発達し心筋梗塞になったのちでも、ゴルフをやっている人がたくさんいます。かつて、アメリカのアイゼンハワー大統領は心筋梗塞になりましたが、それでも立派に職務を全うしました。

心臓の役割は、全身の臓器の要求に応じてそれに見合うだけの血液を送り出すことです。しかし、その働きをするためには心臓自身にも酸素が必要となります。その酸素を運ぶ役割をしているのが、心臓の周りを囲むようにある栄養血管の冠状動脈（冠動脈）です。

冠状動脈が動脈硬化によって内腔が狭められて血液の流れが悪くなると、心臓の筋肉が酸素不足の状態となります。この状態が虚血状態であることから、「虚血性心疾患」と言われています。

心臓の周りには3本の冠状動脈があり、それがだんだん枝分かれをしていきます。この血管の内腔にコレステロールが付着して狭くなり、また血圧の高い人がその圧力によって内腔に傷がつきそこに石灰がたまります。その結果、冠動脈の内腔がさらに狭くなって弾力性もなくなり、その壁に血液の塊が付着して流れが悪くなります。その末梢にある部位では、血液が流れないために壊死を起こします。これが「心筋梗塞」です。

冠状動脈の痙攣によって一時的に虚血となり、胸痛を覚えることもあります。これが「狭心症」です。普段は何もなくても、時々胸痛を起こします。この発作は、しばらくすると自然に快癒して心臓の細胞は元に戻るという、可逆的なものです。

両方とも心筋の虚血によって起こりますが、心筋梗塞は血流が途絶え、心臓の筋肉の一部が死んでしまいます。したがって狭心症よりも心筋梗塞のほうが重症であるといえます。狭心症や心筋梗塞の痛みは、左の胸部にある心臓の真上が痛いということは少なく、胸の真ん中、ちょうど胸骨の下辺から左側の部分にかけて痛みます。およそ拳の大きさほどの広さです。

もう一つの特徴は、痛みが放散することです。左肩、左腕の内側、さらに左手の薬指、小指、時には下顎やのどのこともあります。痛みの性質や程度は様々ですが、圧迫されるような締め付けられるような痛みのことが多く、狭心症よりも心筋梗塞のほうが痛みを強く感じます。冷や汗をかいたり、呼吸が苦しくなったりすることもあります。こんな症状が30分以上も続くと心筋梗塞です。

狭心症の発作は長時間続くことはなく、5分から10分ぐらいに周期的に繰り返すのが特徴です。狭心症はそれだけでは命取りにはならず、心筋虚血を起こすような激しい運動などをしなければ怖くはありません。

飲酒によって心臓死が少なくなるとの研究結果から、アルコールは心理的なストレスを解消するだけではなくて、身体の健康にもよい作用を持つと言われています。アルコールは善玉コレステロールを増やして、動脈硬化を抑制する効果があることが明らかになりました。1日当たりの平均量が男性で30g以下、女性で15g以下の適度な飲酒は、狭心症や心筋梗塞による死亡率を3～4割減らすと言われています。ただし、これはあくまでも「適量な飲酒」ということです。

病気と仲良く付き合う心構えをもち、日常生活で注意をし、仕事の範囲とその量、食事の注意や精神的なストレスの管理、運動も条件を決めて行えば、決して怖がることはありません。ただし、おかしいと思ったら早く専門医を尋ねることです。

(2) 糖尿病

中高年男性における肥満者の割合が36・5%を超え、その半数近くが耐糖能障害(軽度の糖尿病状態)にあるとされています。その数は少なく見積もっても2000万人に及び、これが糖尿病予備軍とされています。糖尿病が原因で亡くなる人は毎年14000人を超え、いまや国民病となっています。

糖尿病予備軍の人たちは、ライフスタイルの如何によって糖尿病に移行します。糖尿病はインシュリンというホルモンの作用不足によって起こる代謝異常で、その結果、高血糖となります。

糖尿病には2つのタイプがあります。1つは、「インシュリン依存型糖尿病」で、15歳未満に発症する小児の糖尿病です。特徴としては、発病が急激に起こり、体型は痩せていること、放置すると急激に症状の悪化を起こし昏睡に至ることで、治療法は絶対的に不足しているインシュリンの注射療法です。

もう1つは、糖尿病の大部分を占めている「インシュリン非依存型糖尿病」と呼ばれています。特徴は、中年に発病すること、経過がきわめて緩慢であることです。治療には食事療法と運動療法があり、体型的には肥満に多くみられます。これは遺伝が背景にあって、インシュリンの分泌異常と末梢でのインシュリン抵抗性が関係しています。

美食、過食、偏食と運動不足などの関わり合いでも発症します。肥満があり、さらにストレスや特定の薬剤―副腎皮質合成ステロイド剤や降圧利尿剤などでも発症してくると考えられます。

血糖検査で、空腹時の血糖値が140㎎/dℓ以上、随時の血糖値が200㎎/dℓ以上は糖尿病と診断されます。その他に、早朝空腹時にブドウ糖溶解液(75g)を飲用し、60分、120分の血糖値が200㎎/dℓ以上あれば、たとえ空腹時の血糖が140㎎/dℓ以下でも糖尿病と診断されます。120分値が120―199㎎/dℓの範囲を示す場合には境界型で、120分値が140―199㎎／dℓの場合には耐糖能障害と判定します。

糖尿病予備軍と診断された場合、それまでの生活習慣の反省と、食事、運動、ストレス管理を充分に行うことです。

心臓病や脳卒中など、生活習慣病の陰に糖尿病が存在していることが多くあります。肥満が見られる中高年に発病するインシュリン非依存性糖尿病にしばしば見られます。ただ、発病したといっても諦める必要はなく、肥満を減量し、血糖のコントロールをうまくすれば糖尿病を防ぐことができます。

インシュリン非依存型糖尿病の発症は、酒を飲まない人よりも適度な飲酒者の方が少ないといわれています。ブドウ糖の筋肉への取り込みを促進させるインシュリンの働きが悪くなるのが糖尿病ですが、少ないインシュリンでもアルコールがその働きを活発にする作用を持つためと考えられています。発症は、食べることが好きな人に多く、お酒を飲むと食事の抑制が利かなくなる人にも起こります。

糖尿病について正しい知識を持ち、健康への生活に気配りをして適切なコントロールが得られれば、正常に移行します。

(3) 糖尿病がもたらす病気と予防法

眼の奥にある網膜に酸素が不足し、栄養を送る毛細血管に異常が見られると網膜症を起こします。血糖値が高くなり、赤血球の柔軟性が失われて毛細血管の流れが悪くなって、その上に糖化へモグロビンの濃度が高まってきます。そうなると、赤血球の酸素運搬能力が低下し、その結果、網膜に酸素不足が起こり、血液の滞りと相まって「糖尿病性網膜症」が起こります。高血糖は、水晶体の内部にソルビトールという糖質を沈着させ、これが周囲から水分を誘い込み、水晶体が膨化を起こし、「糖尿病性白内障」と診断されます。

糖尿病患者さんの死因の多くは、「糖尿病性腎症」によって起こる腎不全です。腎臓の糸球体にある基底膜に、糖タンパクの沈着が起こって肥厚します。すると腎機能を悪化させ、タンパク尿が排泄されるようになります。その結果、少しでも老廃物を排泄しようと血圧が上昇します。このような悪循環が腎機能の低下を招いて、尿毒症をきたすようになります。現在、人工腎臓によって血液透析を受けている患者さんは、糖尿病患者さんが半分以上に及んでいます。

人類は、飢餓との戦いに勝ち、食物の栽培や動物の家畜化によって、食事の供給手段を確保しました。その結果、富の備蓄が起こって支配階級を生み、美食、過食と相まって肥満が蔓延する時代となりました。

この頃から、糖尿病になりやすい体質が生まれました。糖尿病は、以前は「ぜいたく病」と言われていましたが、近年では身近な病気となったのです。

第2次世界大戦後、日本には急激な食生活の変化が起こりました。それまでのご飯（炭水化物）中心の日本人の食事が、動物性タンパク質と動物性脂肪を摂り入れる食事に変わりました。食事が欧米化したのです。

しかし、これからの食事は次のように変える必要があります。最大のエネルギー源である糖質は穀類を中心にし、タンパク質は動物性に偏ることなく大豆を中心とした植物性タンパク質を心掛け、脂肪は動物性飽和脂肪酸に偏ることなく不飽和脂肪酸の豊富な植物性にすることです。ビタミン、ミネラル、そして植物繊維を穀類や有色野菜やキノコや海藻類から摂るようにすることも大切です。

(4) コレステロール

総コレステロールというと、動脈硬化を思い浮かべる人がほとんどです。悪者扱いされるコレステロールですが、これは人間の身体にとって必要不可欠のもので、その働きは代替えが効かないほど、身体機能を営む上で大切なものなのです。

人間の血液のなかには200㎎／dℓ前後のコレステロールがあり、それは人間の身体の細胞膜や脳や神経の組織にも欠くことができない成分なのです。また、性ホルモンやステロイドホルモンの骨格はコレステロールからなりたっています。

総コレステロールが人体に不足するようになると、肝臓がそれを補って糖質、脂肪、タンパク質を素材にしてコレステロールを生産します。したがって、動脈硬化の原因がコレステロールの多いことだといって悪玉扱いするのは少し短絡的に過ぎます。ただし、LDL（悪玉コレステロール）が140㎎／dℓを超すと代謝が異常な状態で、動脈硬化が促進され心筋梗塞が増えてきます。

総コレステロールのほかに、血中にある脂肪成分として中性脂肪とリン脂質もあります。中性脂肪の高値は肥満や糖尿病などとの関連から動脈硬化を促進します。

総コレステロール、HDL（善玉コレステロール）、中性脂肪と、運動との関係を見てみましょう。1日に6000歩以上歩く人はHDLでは約3・5㎎上がり、中性脂肪が10㎎低くなります。ただ、総コレステロールは体重が減るぐらいの激しい運動をしないと下がりません。体重が変わらない程度の運動では、HDLと中性脂肪に影響を与えるにとどまります。

1960年以後の日本人のコレステロールと脂肪摂取量との関係を見ますと、年々脂肪の摂取量が増えるとともに、コレステロールの値が上がっています。

和食と洋食とで、コレステロールがどのように影響しているかを比べたデータがあります。コレステロールは和食の人のほうが洋食の人よりも低く、中性脂肪も和食の人が低く、逆にHDLは和食の人が高くなります。洋食の数値は、脂肪分が多いことが影響しているものと思われます。ただし、日本食は食塩摂取が増えやすいこともあって、減塩を心掛けねばなりません。

コレステロールを10％下げると、約20％の心筋梗塞などの病気が防げ、コレステロールを20％減らせば病気が40％防げると言われています。1対2の関係があります。

還元型酵素阻害薬（スタチン系）を用いてLDL（悪玉コレステロール）を半分まで低下させると冠動脈疾患の発症を40％以上低下させたという報告もあります。

脂質異常症の治療の基本は、食事と運動療法を基盤とした生活習慣の改善にあります。バランスの取れた適量の食事と適正な運動の継続は、すべての生活習慣病に有効です。

生活習慣病治療の目標は動脈硬化の予防であり、血清脂質の低下はその予防を見据えて治療を考えなければなりません。まず標準体重を維持することです。さらに内臓脂肪の減少に向け食事の総エネルギー摂取を適正化し、脂肪エネルギー比率を20～25％、飽和脂肪酸を4・5～7％、コレステロール摂取を1日200㎎未満に抑えることにより高LDL血症患者の脂質低下が期待されます。

身体活動の増加は、生活習慣病の改善に寄与し、血清脂質、インスリン抵抗性、血圧改善をもたらし、動脈硬化疾患の予防に寄与します。すなわち、脂質代謝の改善には、速歩やスロージョギングの有酸素運動が有効です。HDL―Cの増加や中性脂肪の減少も期待できます。

(5) 骨粗鬆症

骨は、人間の身体を支えている支持組織で運動器官でもあり、カルシュウムとリンの貯蔵の場所でもあります。骨は絶えず一定ではなく、破骨細胞による骨吸収と骨芽細胞による骨増殖を繰り返しています。これを骨代謝回転と言います。

骨粗鬆症は骨塩量が減少する疾患です。骨組織の微細構造が変化して、そのために骨がもろくなり、骨折しやすくなった状態を言います。これは運動、カルシュウム、活性型ビタミンD、カルシトニン、女性ホルモンなどの不足によって起こります。

骨量は、小児期から思春期を通じて増加し、10代後半から20代にかけて最大骨量に達し、それ以後は最大骨量の維持の期間を経て、40代後半から加齢とともに減少します。80代までに女性は最大骨量の30〜40％、男性では20〜30％の骨量を失います。

ここ数十年の間に宇宙飛行が可能となり、無重力状態が続く長期的飛行で、その影響が骨に出ることがとりあげられました。4日間の宇宙飛行をしたジェミニ4号の2人の飛行士の踵骨の骨密度を計測した結果、平均9％の減少が認められ、その後8日間の宇宙飛行をしたジェミニ5号では飛行士に対してカルシュウム摂取量を大幅に増加しましたが、骨萎縮の進行は3、4割が抑制されたのみでした。

そこで、14日間の宇宙飛行をしたジェミニ7号の2人の宇宙飛行士に宇宙船内で運動プログラムを行った結果、踵骨のカルシュウムの減少量は、ジェミニ4号に比較して約10分の1に抑制することができました。重力に抗して立っていることが骨萎縮を防ぐことにも有効なのです。

高齢のために、低活動による骨萎縮から骨折を起こし、さらに機能が低下して寝たきり状態になることがあります。廃用性の骨萎縮が起こるのです。

世間ではダイエットが流行っていますが、骨のカルシュウムを最も多く蓄積する時期は若い時です。したがって、ダイエットによってカルシュウムの摂取量を減らすことはたいへん危険なことです。

50〜60歳の閉経期以後の女性に多く見られる「閉経期骨粗鬆症」というのがあります。閉経によって女性ホルモンが減少することで骨塩量が急激に減少し、年間3〜5%のカルシュウムの減少率を示すこともあり、あるレベル以下になると骨折しやすくなります。

そのほかには、日頃のカルシュウムやビタミンDの摂取量が少なく、体内の生産量が少なかったり、運動量が少ないなどの生活習慣が骨からのカルシュウムを著しく減少させることに関係してきます。

予防としては、カルシュウムやビタミンDを充分に摂取することです。食品としては牛乳1本（200cc）か、チーズ1個（30g）か、ヨーグルト（200cc）を毎日摂ることです。カルシュウムの補充としては、80mg以上が骨塩量を増加させる最低の条件で、中高年ではカルシュウムを600mg摂取することが勧められています。運動不足が骨塩量を減少させるので、散歩やゲートボールをするのもいいでしょう。

加齢に伴ってビタミンD吸収障害や、腎臓におけるビタミンD活性化障害のために不足状態になります。そのためにはビタミンD0・5㎎の投与が必要となります。

(6) 痛風

痛風は、以前はヨーロッパの王侯貴族がかかる大金持ちの病気でした。王様に多い病気ということで「キングガウト」と言われていました。日本人の食生活が昔のヨーロッパの貴族並みになったからでしょうか、近年では日本人にも多く見られます。美食家やお酒飲みに多い病気です。

血液中の尿酸値(2・5~7・0)が、プリン体を摂り過ぎて高くなり、9~9・5を超えると血液から結晶をつくりだして足の親指の関節にたまります。すると猛烈な痛みが襲います。

風が吹いても痛いことから、この名称を明治時代の軍医総監であった森鷗外が名付けたと言われています。尿酸の生成を抑えたり、腎臓から排泄する薬がありますが、日頃から尿酸の値を知っておく必要があります。

(7) ボケ(痴呆)について

日本の人口は、2016年には年間で約30万人減ったそうです。生まれてくる子供の数も100万人を切りました。50歳以上が総人口の45・7%を占めます。日本では高齢化と少子化が急激に進んで、世の中に老人が多くなりました。日本の社会は急速に老いているのです。

歳を取ると血管の動脈硬化が進みます。脳も例外ではなく、脳動脈硬化が起こり、それが進むと脳血管性のボケ（痴呆）になります。

いまのところ、ボケはどんな名医でも完全には治すことができません。ボケは長生きする人が多くなった現代の大きな問題です。老人を持つ家族では、大小便の垂れ流しや夜間徘徊、物忘れなど大変な苦労をされていると思います。

ボケないためには、若い時から脳動脈硬化を予防する生活習慣に気を付けなければなりません。

昨日の夜食べたおかずは何だったか、覚えていますか。思い出せない人は、そろそろ気を付けなければいけません。

脳の細胞は120億~130億と言われていますが、それが発達し増加するのは20歳位までで、その後は減少の一途を辿ります。多い人では、1日に20~30万個の脳細胞が死滅するといわれています。

問題は死滅した脳細胞は再生しないということです。ただ、人によって脳細胞数の減り方が異なるので、60歳ぐらいになると人によって大きな差が出てきます。脳細胞の減り方の多い人がボケます。従って脳細胞をいかにして減らさないかが大切です。

ボケを予防するにはどうしたらいいでしょうか。それは老化を遅らせることです。脳細胞の減少を防止してボケを防ぐには、脳動脈の老化因子となる高脂血症、高血圧、糖尿病、高尿酸血症、喫煙、肥満などを取り除くことが大切です。

老化は若いうちから始まるといわれています。それを防ぐには、趣味としている、たとえば囲碁、将棋、マージャン、絵を描くとか、何かをアウトプットする作業が勧められます。いろんなことに興味や関心を持ち、それを実行することが老化防止の一つです。

食べ物をよく噛むことも大切です。噛むことによって脳が活性化するといわれています。

さらに脳細胞を減少させ消耗させるのは、慢性的な睡眠不足だと言われています。1日6〜8時間の良質な睡眠をとり、脳の健康を保つことです。ストレスの蓄積も影響するので気を付けましょう。

脳細胞も脚と同じように、一生使い続けると若さを保てます。読書をして多くの知識を得ることも脳の活性化につながります。年齢や世代を超えて多くの人と交流を持つことも、社会性を持つことも大切です。さらに有酸素運動をすることも大切です。これらによって、脳内に貯まるアミロイドβという脳神経細胞の老廃物を排除することができます。

医学の進歩とともに、老化の仕組みも徐々に解明されつつあります。現在、老化や寿命を制御している遺伝子サーチュインを含めた3つのメカニズムで、老化抑制効果が解明されつつあります。

マウスの実験で、サーチュインを活性化する働きを持つニコチンアミド・モノヌクレオチドを経口投与すると、筋肉状態が若返り、糖尿病の症状が改善したとの報告もあり、健康寿命に相当する期間が延びたということです。

人生80年時代、必ず訪れる老いに自分なりに相対して臨むことです。

認知症予防の10箇条（認知症予防財団）

①塩分と動物性脂肪を控えたバランスの良い食事
②適度に運動を行い、足腰を丈夫にする
③飲酒とたばこをやめ、規則正しい生活をする

④高血圧、肥満など生活習慣の予防、早期発見、治療を心掛ける
⑤転倒に気をつける
⑥興味と好奇心を持つ
⑦考えをまとめ表現する習慣をつける
⑧細やかに気配りをした良い付き合いを行う
⑨いつも若々しく、おしゃれに気をつける
⑩くよくよせず、明るい気分で生活をする

(8) 要介護高齢者の自立障害の根本原因

要介護は、中高年で発症した生活習慣病の最終段階に起こります。その原因は高血圧(45%)、骨粗鬆症(25%)、糖尿病(15%弱)、高脂血症(7%)です。

老人保健施設への入居者は98%が自立障害による要介護状態で、自分ですべて思うようにできないために入所してきます。

多くの国では、女性のほうが7~8歳ほど男性よりも長寿ですが、寝たきりや要介護の人は女性のほうが圧倒的に多いのです。女性に多い要介護者の病気としては、アルツハイ

マー病、認知症関連、統合失調症、妄想型障害、白内障、関節系疾患などです。男性に多い要介護の病気としては、がん、胃腸疾患、肝臓疾患、泌尿器疾患などです。

(9) 高額医療費と国民皆保険制度

肝臓病の治療法は、ここ数年大きく変わりました。C型肝炎のウィルスを消滅させる経口薬(レジパスビル)を3か月間服用すれば、ほぼ100%除菌可能となりました。2030年にはC型肝炎も希少疾患となるでしょう。ただ、この薬剤の価格は1錠5万円もしました。

さらにメラノーマ、小細胞肺がんなどの免疫治療剤も高額で、オプジーボ100㎎は73万円、2週間に1回として1年間投与すると3500万円もかかりました。その作用機序から、ほとんどのがんに効果があるとされ、腎細胞がん、ホジキンリンパ腫、胃がんにも承認申請されました。

オプジーボは、2017年の薬価改定を前に急きょ半額となりました。2018年4月の改定でさらに24%下がりました。適応範囲を広げて単価の下落を補うつもりだそうです。ほかにも、新たにキイトルーダも有効とされているような状態で、これからも高額な治療剤が利用されるでしょう。

厚生労働省の人口動態統計によると、日本人の死因は1981年以降、「がん」が最多です。比率でみると「がん」は28・5％で、2位の「心疾患」15・1％、3位の「肺炎」9・1％を大きく引き離しています。がんによる死亡者数は2016年には37万2986人で、1985年の約2倍となっています。

現在の国民医療費は年41兆円（薬剤10兆円）となっていて、日本の国家財政ではこれ以上の新薬の拡大には対応できない状態で、薬剤費亡国論というような社会問題にもなりそうです。しかし一方で、治療剤が安くなる傾向もあります。適応疾患が拡大し、年間販売額が一定以上に達した薬剤に対しては、これまでのルールをこえた薬価引き下げが行われるようになりました。

超高齢社会が到来した今日、従来の高度先進医療のみでは医療の存続が立ち行かなくなることが考えられます。高齢者の健康問題は、単に高齢者自身の問題だけではなく、社会・経済的な観点からの問題として取り上げねばなりません。

50年以上続いた国民皆保険制度も、再検討すべき時期に来ています。この制度は、いつでも、どこでも、だれでも医療が受けられる素晴らしいものでしたが、社会構造の転換期（少子高齢化、労働人口の減少）を迎え、さらには超高額薬剤の登場などから、従来のような形式では財源の確保が危ぶまれ、維持困難となると思われます。

寿命を延ばすことも生物学的に限界に近づいています。これからの医療は「与えられた寿命を如何に生きるか」にシフトしていく必要があります。さらに「疾患を見つけて治すこと」から「予測して予防するモデル」に切り替え、健康寿命の実現を図ることが必要となってきます。

第5章　健やかに生きるために

私たちが高齢社会で「健やかに生きるため」には、どうしたらよいのでしょうか。江戸時代、「健康」という言葉は使われていませんでした。「健やか」とか「丈夫」を意味する言葉には、壮健、健全、健勝、健運などがありました。

「健康」はオランダ語の「ゲゾンデヘイド」の訳「常をまもる」という意味で、これは生理的な概念でした。「健康」という言葉を日本で初めて使ったのは、いまからおよそ160年前の幕末の蘭学者緒方洪庵でした。幕末の蘭医の専門用語として使われただけだったのです。それが一般的になったのは明治になってからで、緒方洪庵の弟子で慶應義塾大学の創設者である福沢諭吉が『学問のすゝめ』の中で使用してからです。

高齢社会に突入したいま、みんなが長生きになって、老いをいかに生きるかが問われています。

アリストテレスは「人生は習慣である。人生は多かれ少なかれ半ば自動的に行われている行為の連続である」と言っています。元禄時代の儒学者貝原益軒の『養生訓』には、「人の命は我にあり、天にあらずと老子いへり。人の命はもとより天にうけて生まれつきたれども、養生すれば長し、養生せざれば短し。然れば、長命ならんも、短命ならんも、我心のままなり。身つよく、長命に生まれ付たる人も、養生の術なければ早世す。虚弱にて短命なるべきと見ゆる人も、保養よくすれば命長し。是皆、人のしわざなれば、天にあらずといへり」とあります。

すなわち遺伝因子がつかさどる天命が前提条件ではあっても、人がなし得る「人のしわざ」であるといっています。アリストテレスも貝原益軒も、健康や病気はその人の毎日の生活によって決まると言っているのです。みなさんも生活の中で、「自分だけの健康法」とか「生活習慣」を身に着けておくことが大切です。

現代医学は、死を防ぐことのみに重点が置かれ、感染症には強いが、生活習慣の積み重ねによって引き起こされる「生活習慣病」にはお手上げです。それは感染症に対するような適当な処方箋がないからです。

それでは健康で長生きするには、毎日の生活を具体的にどうすればいいのでしょうか。

定期的な医学的チェック、さらに信頼できるかかりつけ医を

健康増進の原則は、運動・栄養・休養の3原則をバランスよく保つことだと言われています。この3原則にのっとって、自身のライフスタイルを健康に好ましい方向に変えて、

継続していくことです。

もう1つ、半年から1年に1回は、定期的に医学的なチェックを受けることを強調しておきます。

「生活習慣病」といわれる慢性の病気は、静かで痛みや熱がなく、無自覚で知らぬ間に発病し進行していきます。動脈硬化、高血圧、糖尿病、がんなどは、早く発見して防ぐのがよいのです。手遅れになると本人も苦しみ、治療に時間と経費が何倍もかかり、取り返しのつかないことになります。

また高齢者の場合は、急性の病気でも、例えば胃潰瘍でも痛みがないとか、急性肺炎でさえも発熱や胸痛もなく、自分で病気に気づかず手遅れとなってしまう場合があります。したがって、自分は痛みもないから安心だ健康だと思っている人でも、健康診断を受けるように心がけて下さい。

老年期の病気の特徴は、1人でいくつもの病気を合わせ持っていることです。65歳以上の90%ぐらいの人に生活習慣病の所見があります。ですから、定期的に健診して異常があったら軽いうちに対応することです。

さらに信頼できる「かかりつけ医」を持つことも重要です。ちょっとした変化を発見してくれるのは、かかりつけのいわゆる家庭医です。日頃の健康相談にのってくれるのも家庭医です。

自分とウマが合って仲が良く、気楽に受診できる「かかりつけ医」を見つけましょう。そして、何か重大な病気が疑われる場合は、大学病院を紹介して貰えばいいのです。大学病院は、いわゆる「3時間待ちの3分診療」です。緊急時に大学病院の医師には来てもらえませんが、そんな時に頼りになるのは「かかりつけ医」です。

いま、全国で地域包括ケアの在り方が論じられています。複数の疾病を抱える患者さんが増えていることに対して、全体をまとめて判断してもらえる医師が求められているのです。「かかりつけ医」の役割が重要となってきているのです。何でも相談できるうえに、最新の医療情報をよく知り、必要な時には専門医療機関を紹介でき、身近で頼りになる地域医療、保健、福祉を担う総合的な能力を有する医師です。

日常生活の中にスポーツや運動を取り入れる

スポーツは、豊かで活力ある社会を形成する上で不可欠な文化と言われています。最近は、自発的に生涯にわたってスポーツや運動を楽しむ方向に変わってきています。以前は、生活することや働くことが即「運動」になりました。昔の人は、交通手段としては籠や馬ぐらいしかなく、そのためによく歩きました。

お伽話『桃太郎』では、おじいさんは毎日山へ柴刈に、おばあさんは川へ洗濯に行きました。山や川にたどりつくまでにせっせと歩き、おじいさんは全身を使って柴を刈り、重い柴を担いで長い道のりを歩いて帰ってきます。おばあさんは重い洗濯物を一生懸命運び、ごしごしと力を込めて洗濯したのでしょう。日常の生活動作が自然と運動になり、ことさら運動を行わなくてもよかったのです。

ところが現代社会はどうでしょうか。交通手段が発達して便利になり、家から職場までのドアツードアで、さして歩くこともありません。肉体労働が減少し、ともすると1日中机の前に座ってパソコンに向かい、ほとんど身体を動かすことのない人さえいます。家事も電化製品に肩代わりされ、洗濯もボタンひと押しですべてできてしまう世の中です。

日常生活の中では身体を動かすことが少なくなり、以前のように健康な人がスポーツを楽しんだ時代から、運動不足に悩む人が不健康だからスポーツをして健康になりたい、と願う時代に変化してきています。毎日、特別な運動をすることはなかなか難しいことです。

そこで日常生活の中に運動を取り入れることを考えてみましょう。

とにかく、意識して身体を動かすことです。私たちの身体はたいへん精密にできていますから、それに合った動かし方をしなければ、かえって変になってしまいます。

自分の年代に応じて、自分の体力に合ったスポーツを選び、激しさを徐々に上げていってこそ、はじめて身体がついてくるのです。

具体的には、人に頼らず自分のことは自分でする、こまめに歩く、少しの距離も意識して速足で歩く、タクシーはなるべく使わない、エスカレーターを使わずに階段を使うようにするなど、日常生活の中で些細なことでも身体を動かすことの積み重ねに心がけましょう。1回当たりの時間は短くても、ひんぱんに定期的に運動をやってこそ、健康に役立つのです。

アリストテレスが言うように、人生は習慣なのです。そうした些細な積み重ねも健康づくりには重要な要素になります。

老化は足からといいます。高齢者にとって持続可能で日常的な運動としては、「歩くこと」が一番いい方法です。手軽に誰にでもできる運動です。日本人の成人の1日の平均歩数は男性7043歩、女性は6015歩と言われています。健康な人は1日1万歩を歩くことをお勧めします。

運動の目安としては、1日に摂取する食事エネルギーの10％を運動として消費すること、すなわち1日200㎉の運動をしたいところです。1時間歩くとおよそ240㎉を消化します。これは歩幅40㎝として、1万歩で4㎞歩けばよい計算です。心拍数は、20〜30歳で毎分130、40〜50歳で120、60歳以上で110となっていますが、とにかく毎日歩くことを習慣づけましょう。

エクアドルのヴェルカバンバ村には100歳以上の老人が多く、1900人もいるそうです。そこの139歳の老人は、長生きの秘訣を「第一に、歩け、歩けである」と言っています。歩く人が長生きするのは常識であるとも言っています。

アフリカのマサイ族の戦士は、毎日12マイルの道を歩いて訓練するそうです。マサイ族にも冠動脈の動脈硬化は認められますが、冠動脈の径が大きいので影響がなく、心筋梗塞を防いでいます。これは彼らの50例の解剖の結果です。

歩くことは人間が何万年もかかって覚えたことで、意思さえあれば若者から老人まで年齢に関係なく、最もすばらしい自然の運動です。歩行のみで充分な健康維持法とは言えませんが、どの程度自分の身体に気を付けているかの指数になり、運動をする動機づけにもなります。

厚生労働省が行った国民栄養調査では血圧、血液検査との関係を調べています。毎日1万歩歩いている男性は、血圧が134／82、女性120／78と正常でしたが、2000歩未満しか歩いていない男性では144／84、女性145／82と高くなっていました。

また動脈硬化を防ぐといわれているHDLコレステロール（善玉）は、1万歩歩いている人は平均よりも7％高い値ですが、200歩未満の人では5％低い値でした。

1万歩歩くと、およそ240kcalを消費します。アメリカ人についての報告では、1週間に2000kcal以上運動する人は、それ以下の人に比べて心臓病になる確率が低いというのです。

しかし、何が何でも1万歩を歩かないといけないとなると、それが達せられないことで逆にストレスになります。雨降りの日や寒い日、風邪気味の時には歩かないことです。できるだけ時間のゆとりを持って歩いてください。歩くことは手軽に誰でもできる運動ですが、水分補給は十分に行ってください。運動によって血液の粘稠度が増して脳梗塞、心筋梗塞を起こさないようにするためです。

とにかく、自分で気軽にできるところから始め、かつ続ける事が大切です。運動しない人は、10年間で基礎代謝5％、筋繊維2・5％が減ると言われています。

　運動をするにあたっては、安全であること、全身運動であることが条件です。歩くことはこの両方に当てはまります。足の筋肉が弱ると行動範囲が狭くなり、全身の運動も減り、脳への刺激も少なくなります。高齢者は運動することによってではなく、しないことによって病気になり、身体が不自由になるのです。

　高齢者には慢性の病気が多く認められるために、これまでは運動をしてはいけないと言われてきました。しかし、病状が安定していてお医者さんに管理されていれば、運動は慢性の病気をよくします。糖尿病は一般に運動不足と関係しています。初期の糖尿病か、状態が安定しているようであれば運動は可能です。運動しない成人では、基礎代謝が下がり、筋繊維が失われます。これを防ぐ意味でも、日常的な運動を心がけることです。

　成人にとっての運動の目的は変わりました。以前は体力を増強するためでしたが、いまでは病気の予防となったのです。最近では、運動はごく身近なものとなり、生活に合わせて行うようになりました。

　慢性病のリスクを軽減するための運動は、体力増強を目的とした運動よりも、軽度から中等度の運動で十分と言われています。従来から、健康のための運動は心肺機能を高めるための有酸素運動が中心でしたが、軽い筋力トレーニングを併用したほうが慢性病の予防や病後の回復に効果があると言われています。

ただ、運動療法に適さない人もいます。運動を始める前に必ずメディカルチェックを受け、医師と相談しながら始めてください。

また、体調が悪い時には無理をしないことです。暑さ寒さの厳しい時には、屋外の運動は控えましょう。

運動をしてはいけない人というのは、重症の高血圧、風邪をひいて熱がある人、不整脈がある人、ひざを痛めている人、動悸が激しくて胸が苦しい人などです。ただし、軽度の高血圧には酸素を取り入れながら行う有酸素運動が最適です。末梢血管を広げて余分な塩分が尿や汗から排出するからです。

さらに肥満防止や糖尿病や高脂血症などの代謝異常の改善にもなります。ストレス解消などにもメリットがあります。

運動は、1回に30~60分、少なくとも週に3回、1週間で180分以上行うことが理想です。

高齢になると、私たちの身体は若いころのように思うように動けません。普段から動かすことがない筋肉を急に激しく使うと、思わぬ事故のもとになります。準備運動をかならずしてください。

定期的に運動をしている人は、アルツハイマーの発症率が低いと言われています。しかし、運動が身体にいいからといって、身体を動かせばよいとは限らないのです。運動習慣の急激な変化は危険です。運動不足が人間に不健康をもたらすということがあっても、運動すれば健康になるということはないのです。

自分の体力レベルにあったスポーツを選び、その激しさを徐々に上げていってこそ、はじめて身体についてくるのです。こんな例があります。アメリカに身長１６０cm、体重１６０kgの肥満の女性がいました。この人は20年以上も自分で歩くこともできなかったのですが、ある時お祭りの行列を見たくて、片道１００ｍほどの道を看護師さんに助けてもらって歩きました。しかし、その晩に心臓の障害で亡くなってしまいました。

大切なのは、まず運動をスタートさせることです

(1) 年齢と能力に応じた運動を

豊かな高齢社会を実現するためには、健康長寿社会を実現することが必須の条件です。

健康づくりを目的とした運動の実施方法を紹介します。

①生活習慣型の運動

身体活動を増加するためには、運動やスポーツだけではなく仕事、趣味、ボランティア活動、家庭内の活動、地域活動などの知的・社会的活動を年齢や能力に応じて実行することです。

中高年期（40～64歳）

通勤時を利用した運動――駅までの歩行、乗換時の階段利用、電車内での筋力強化。

職場での運動――階段の利用、休憩時を利用したスポーツ活動。

休日の運動――家族や仲間とのスポーツ活動、家族と外出、レクリエーション。

老年前期（65～74歳）

能力に応じた仕事（フルタイム、パートタイム）。

知識や経験を生かした地域活動やボランティア活動。

知的、文化的な学習活動。

興味や関心を生かした趣味活動。

老年後期（75歳～）

興味や関心を生かした活動。

家庭内の役割活動。

地域での相互扶助活動。

②トレーニング型の運動

中高年期（40～64歳）

生活習慣病の危険因子である肥満、高血圧、高脂血症、糖尿病を正常状態にコントロールするための有酸素運動。

内臓脂肪を減少させるための30分間の速足を週に5回実施。

老年期（65歳以上）

a　起居動作能力を維持増進するための運動。

腹筋群の強化運動――上体起こし、上半身の運動。

下肢筋群の強化運動――スクワット、下腿の伸展運動、階段の登行。

b　歩行能力を維持増進するための運動。

股関節の屈曲・伸展運動、足関節の背屈・底屈運動。

ゴムバンドや道具を使った筋力強化運動。

元気に歩行（歩幅広く、両手を振って早歩き）。

水中での筋力強化運動とバランス運動。

（2）高齢者の身体的な特徴

①機能の不均一性

人間の生理的な機能は歳とともに徐々に低下しますが、その低下率は機能の種類によって異なります。最大換気量、腎血流量、肺活量、糸球体濾過率、細胞含水量、基礎代謝、神経伝達速度の順に機能の残存率が異なります。

②体力の個人差の増大

一般に、体力は高齢になればなるほど個人差が増大します。その差は、50歳を超えると個人差の変動が大きくなります。これは日常生活の内容が体力や健康面に直接反映されるからです。換言すれば、運動している人としていない人では顕著に差が生じます。

③ホメオスターシスの低下

内部環境を恒常的に維持する能力（ホメオスターシス）は、高齢になると細胞、組織、臓器などにも変化が起こります。このホメオスターシスの低下には各種レセプターの機能低下、生理的予備力の低下、調節中枢系の低下が関与しています。
疲労などによる機能の回復が遅れることから、若者に比べて高齢者の身体は無理がきかないことが特徴的です。

(3) 高齢者の運動と注意

高齢者は有病率が高く、疾病構造も若年者と異なり循環器疾患の比率が高く見られます。65歳以上で見ると循環器疾患が最も多く、次いで筋骨格系及び結合織疾患、消化器系疾患となっています。

この点から、歩行を中心とした全身運動すなわち有酸素運動(エアロビックス、ジョギング)が勧められます。アメリカ人のジョギング好きはよく知られていますが、それは病気になると高額な医療費がかかるからです。朝30分ジョギングをして汗を流し、健康食を食べて、出勤するというスタイルです。アメリカの医療費は自己負担が原則です。入院費も高いので、彼らの平均入院日数は3・5日です。日本は42日ですから、いかに短いかわかります。逆に、日本は長すぎるとも言えます。

高齢者でも、身体を活発に動かすことによって、大きな利益が得られることが明らかになりました。90歳以上の人、衰弱している人、あるいは加齢とともに始まる病気を持つ高齢者が、運動や身体活動によって健康状態が徐々に改善されるのです。

できるだけ様々な運動や身体活動を、量的にも多く行うことがベストな方法です。持久力運動や筋力運動、バランス運動、柔軟運動の4つの分野をゆっくりと実施してください。簡単に行えるレベルから始めて、だんだんと上級に進むことです。その理由は、運動はあまり急激に行うと、組織や筋肉を傷めるからです。無理がないように始めて、慣れたらほかの運動をつけ加えていくのが運動を着実に続けるための確かな方法です。

(4) ゴルフと突然死

ゴルフは運動強度が低いスポーツですが、中高年以降では突然死が意外に多くみられます。正確な数は明らかではありませんが、中高年で突然死を起こすスポーツ種目としては、ゴルフがトップです。中高年のゴルフ人口が他のスポーツに比べて多いことも起因していますが、ジョギングによる突然死の7・3倍の危険率があるという報告もあります。

突然死の発生場所は、ティーショット直後、セカンドショット直後、グリーン上でのパター時、特に2・3番ホールのグリーン上が多いと言われ、精神的緊張の関与が示唆されます。

この突然死の原因疾患は、心筋梗塞、心不全がほとんどで、約85%となっています。ついで脳梗塞が多いと言われています。心臓の冠状動脈硬化を持った人が、精神的緊張、睡眠不足や二日酔いなどによる体調不良に脱水などが加わって心臓発作を起こします。

ゴルフは軽い運動の割には、血圧の変動の激しいスポーツです。特に、冬の屋外の寒さは血管を収縮し、血圧が上昇します。さらに4人が1グループでプレーするために、またラウンドの進行は前後グループに合わせるため、自分の体調に合わせた進行速度をとりづらいという面もあります。

中高年者のプレー中での突然死を防ぐ効果的な予防法は、「自己管理」です。まず年1回の定期的健康診断を受けることです。普段の生活では全く運動することがなく、サンデーゴルファーとして急にゴルフをすることは危険です。プレー前に準備運動をすることや、ラウンド中に脱水を起こすアルコールの摂取をさけ、水分を十分に摂取することです。プレー前夜は十分な睡眠をとり、体調の悪いときにはプレーを控えることも大切なことです。

一般にゴルフ場は、医療機関とかけ離れた郊外にあります。しかも、ゴルフ場は医療体制が整っていないところが多く、事故のときに間に合わずに突然死に至ることも考えられます。

さらに夏の暑さの中で行うゴルフは、太陽の直射日光を浴びるため、前日からの疲労がたまっていては危険です。疲労がない状態で参加すべきです。さらに水分を十分にとりながらプレーをしてください。

最近、スポーツの効用が強調されていますが、「運動していれば健康だ」という考え方は危険です。健康によいと考えられている運動ですが、人によっては危険な行為にもなります。日頃から健康に気をつけて運動を行うことが、特に中高年には大切です。

(5) 水中歩行

高齢者の中には、呼吸循環器系には支障がなくても、膝や腰などに整形外科的な障害を有する人が多くいます。そのため、長時間の自転車運動や歩行などの全身運動ができない人が多く見られます。このような場合には、腰や膝にかかる体重の負荷が軽減される水中歩行が勧められています。水中歩行は、筋力づくりの手段としても注目されています。転倒しても骨折の危険性が低いというメリットがあります。

水圧によって血液の中枢へのシフトがあり、関連して交感神経活動が抑制され、心臓の1回拍出量が増加します。

８８０００回の食事をおろそかにするなかれ

高齢者が健康を維持するためには、摂りすぎによって慢性病の発症となるような食品は避けなければなりません。特に、カロリーの高い脂肪に富むものは避けることです。日本では戦前の国民の栄養問題というと「栄養不足」でした。しかし、ここ数十年は栄養の摂りすぎが問題になっています。人間は60歳を過ぎても、食事の摂り方によって身長の縮み方が違ったり、活動能力や精神的知能の低下の度合いが違ってきます。元気で長生きするためには、毎日の食事が大切です。

考えてみて下さい。人間は1日に3食、１・３kgの食事を摂っています。これは1年で１１００食、４７５kgになります。80歳までには８８０００回。実に38ｔの食事をすることになります。「塵も積もれば山となる」です。

８８０００回の食事の1回の内容を、バランス良く摂ることを大切にして気配りするか、おろそかにするかで、その人の健康状態に大きな差が出てくることは十分に理解できると思います。

健やかに生きるためには、1日3食、できるだけ30品目ぐらいの種類の食材を使い、５

大栄養素をバランスよく含む食事を工夫することです。

高齢者ほど肉をしっかり食べ、良質なタンパク質の摂取を心がけることです。老化を少しでも先延ばしするためには、筋肉や骨の材料となるタンパク質は欠かせません。それは感染症に対する抵抗力をつけることにもなります。

アメリカの南北戦争では、タンパク質の差が勝敗を決めたという話があります。南軍の兵士はほとんど農家の出身で、装備も不十分なうえに食事もトウモロコシや蜂蜜が主で、植物性タンパク質を少ししか摂っていませんでした。一方、北軍は近代兵器に加えて、肉、ソーセージ、卵などを戦場に持ち込み、動物性タンパク質を十分に摂っていました。戦争が長引けば兵士の食事の差が戦いに反映しました。南軍は、しだいに戦う気力をなくして北軍に屈したのです。

人間は、一部のアミノ酸を体内で合成することはできません。したがって、食事によって補給しなければ生命の維持ができないのです。これが「必須アミノ酸」です。必須アミノ酸は大人では8種類、赤ちゃんでは9種類あります。

健康で生きるための食事としては、高齢者では手足を細くしないために、つまり筋力を失わないために、体重1kg当たり1g相当の肉や魚などのタンパク質を摂ることです。血清タンパクを3・5g以上にすると、床ずれの予防になります。ビタミンDが不足すると筋力が低下し、痩せてきます。高齢者の60％ほどはビタミンK欠乏の人が多いようです。

一時期、粗食がもてはやされましたが、粗食は健康にとっては害が大きいのです。タンパク質不足となって栄養状態が悪くなり、筋肉や骨の量が減ってきます。百歳近く生きた人の多くは肉をしっかり食べています。

野菜もたっぷり摂りましょう。特に緑黄色野菜をしっかり食べることが大切です。現在、日本人の食物繊維の摂取量は1日16gにとどまっていますが、25g以上を目標にしたいものです。食物繊維は、便秘の予防、盲腸炎、痔、十二指腸潰瘍の予防になるほか、糖の吸収を遅らせる効果もあります。

高齢者は食事量が減るだけではなく、運動量や水分量も減少しがちで、そのために便秘になり易くなります。食物繊維を意識して多く摂って貰いたいものです。

逆に控えて欲しいのは、動物性脂肪、塩分、糖分、総カロリー、アルコール飲料、塩分です。動物性脂肪は食事が欧米化するに従って増加の一途をたどっていますが、脂肪の中に占める動物性脂肪は1955年の戦後間もない頃は、食事成分の8～7％に過ぎなかったものが、1990年には25％を突破してしまいました。特に若い人は30％にもなっているので注意が必要です。

　塩分の1日の摂取量は、10g以下にしたいところです。1987年には日本人の食塩の摂取量が減りました。しかし10gを切ることは難しく、現在はまだ12gです。1935年代の秋田県では、なんと1日36gも摂取していたということです。東北などの寒冷地域は保存食に頼ることが多く、漬物が伝統食になっていることも理由の1つとして挙げられています。

　塩分を控えることは以前から盛んに言われていますが、まだ安心できる段階ではありません。おひたしにたくさん醤油をかけない、味付けは薄味を心がける、ラーメンはスープを最後まで飲まないなどに気を使って下さい。特に高齢者は、食塩を多量に含む昆布茶、梅干し、糠漬け、カップ麺をあまり摂らないほうがいいでしょう。

　食塩の摂取量と血圧との関係は、食塩の摂取量が多いほど血圧が上がるのは一般的な傾向です。しかし、減塩しても血圧が変わらない人、上がる人、下がる人がいることがわかりました。ソルトセンシティブな人、ソルトインセンシティブな人がいるのです。80％の人には減塩の効果があり、20％の人には感受性がありません。それは肥満とかインシュリン感受性とか運動不足の人とか、生活習慣病の典型的なものを持っている人に当てはまるのだと思います。

１９７７年、アメリカの民主党の大統領候補になったこともあるジョージ・マクガバン上院議員は、上院栄養問題特別委員会で５０００ページにもおよぶ慢性病と栄養に関する調査報告書を発表しました。

そこには、「３大死因を引き起こす病気が増えている。進歩したアメリカ医学を活用して、しかも巨額な医療費がつぎこまれているのに、アメリカ国民は病気ばかり増えて、ますます不健康になっている」との報告がありました。その原因は現代の間違った食生活の内容にあるとし、食生活を改めることによって、これらの病気を予防する以外に先進国が健康になる方法はないとしています。

さらに、１９３０〜１９６０年のアメリカの食事と、１９５０年代の「がん」も「心臓病」も少なかったころの日本食と比較検討しました。日本食はバランスがよく優れているとなって、日本食ブームとなり、和食はユネスコの世界文化遺産にも登録されました。

食事改善目標

①でんぷん質を現在のカロリーの46％から55〜60％に引き上げる。

②脂肪分は現在のカロリーの40％から30％に減らす。
③動物性脂肪が10％、植物脂肪が20％とする。
④コレステロールを1日300㎎に減らす。
⑤砂糖消費は40％減らして、カロリーの15％に。
⑥塩の摂取を50〜85％減らす。

食べ方にも注意が必要です。常に腹8分目に抑え、1口を20回以上、ゆっくりと噛んで食べることです。このような食べ方をしていると、食べ過ぎになり難く、肥満を防ぐことができます。

高齢者に嚥下性肺炎が増えていますが、これは食べ物を飲み込む時に誤って肺に入るために起こす肺炎です。老人病院での死因の80％と言われているので侮れません。

水をできるだけたくさん飲むことも大切です。運動の前後、食事の後、休憩の時、寝る前、お風呂の前など、意識して水分を摂るようにしましょう。

歳をとると、口渇中枢機能が低下し、身体が水分を必要としているときでも、喉の渇きを感じ難くなります。腎機能も低下し、排尿回数や排尿量が多くなります。その結果、水の摂取量と排泄量のバランスが悪くなって水分不足になります。渇きを感じた時にはすでに遅く、多少とも脱水症状を起こした時に脳梗塞を引き起こすこともあります。

脱水症状は、植物に水分がなくなるとシワシワになって枯れていくのと同じで、身体全体のみずみずしさがなくなって調子も悪くなります。このことは年間を通じて注意しなければなりません。

暑い日にゴルフをする際には、脱水状態が起こりやすいので特に注意しましょう。前日遅くまで仕事をして疲れが残り、蒸し暑い日の昼にビールなどを飲むのは危険です。ビールなどのアルコール飲料は水分補給にはなりません。体内では、アルコールの分解に水分が必要となるからです。

私は以前、高齢者の頭部MRI検査をしていたのですが、ものすごく高いパーセンテージで小さな脳梗塞の影が見つかりました。7〜8人検査して正常な人は3人ぐらいでした。水分を多くとって体液中の水分のバランスをよくし、血液もサラサラと流れるようにしておかなければなりません。脳梗塞を防ぐことは、ボケの防止にもなります。

人間の身体の半分は水分です。次に多いのが脂肪、残りはタンパク質、そして骨の中にはミネラルが多くあります。したがって、人間の体重に一番影響を与えるのは水分です。

水分が増えて体重が増加するのは肥満ではありません。人間の身体の中の水分の量は、飲料水1500㎖、固形食物中の水分800㎖、代謝水が300㎖で合計2600㎖です。一方、水分の排泄量としては、肺は不感蒸発400㎖、皮膚は不感蒸発600㎖、尿は1500㎖、大便は100㎖で合計2600㎖が水の1日の出納です。

お酒と水の話

私は、酒をほんの少し口にするだけでも心臓がけたたましく鼓動しはじめ、顔が真っ赤になり、全身のけだるさを覚えます。そうして、やがて睡魔におそわれるのです。

友人の多くは、アルコールを飲むと朗らかになり多弁になりますが、私は、彼らの飲む酒の量に反比例して、無口になり静かになっていきます。したがって、酒を飲む会で友人と一緒になると、話を合わせ間をもたせるために、飲みたくもないコーラやジュースを飲むのです。数杯飲むことによって、ジュース腹やコーラ腹となり苦しくなります。お酒飲みには判らない苦しみですが、どちらかといえばジュース腹の方がつらく感じます。

ある友人は、しらふの時はおとなしい性格ですが、酒に酔うと日頃の憂さを晴らさんとばかりに「酔ったおれを冷ややかな眼で見て軽蔑している」などと言って、からんできます。しかも、最後にはお酒を飲まない私が、酔っ払って楽しさに溢れる友人を私の車で彼の自宅までタクシーがわりに送り届けるはめになります。その友人は、帰りの車の心配をしなくてすむので安心しているのか、とことん飲むのです。結果的には、酔ってもいない私が自宅に帰るのは一番遅いということになります。

さらに言えば、忘れた頃になって、割り勘だと言ってつけがまわってくるのです。踏んだり蹴ったりというのは、こういうことを言うのではないでしょうか。酒の席は、私にとっては割にあわない場ですが、これもまあお付き合いだと思ってあきらめてはいます。

いつかお酒をたくさん飲んで、友人にからんでやろうと思っているのですが、酔ってからむ状態になる前に、こちらが早々にダウンしてしまうことは火を見るより明らかです。お酒が飲めるほうが飲めないより、どれだけ人生が楽しいことか、と思うのですが。

小さい頃、我が家には晩酌をする習慣がありませんでした。父親がお酒を飲まなかったからです。ただ1年に1度のお年とり（大晦日—新潟県糸魚川市では大晦日のことをそう呼んでいます）の夜に、御神酒の入った徳利が鰤の焼き物や刺身などの料理と一緒に並べられます。

お酒に弱い父は、1年に1回の家族に対するお付き合いのつもりもあったのでしょう、お猪口2～3杯のお酒を飲むのですが、その後すぐに座敷でいびきをかいて寝てしまうのでした。そんな父親の姿を見るたびに、お年とりが来て、もう数時間でお正月になることを実感したものです。

よく、「あなたはお酒を飲まないから、その分お金が貯まりますね」などと、からかい半分に言われますが、残念ながらそれは全くあたっていません。いまだに貧乏な生活をしているのが現状です。

私が育った糸魚川は、四季の変化のある越後の海と山に挟まれた小さな町でした。そこの水と米はとても美味しく、戦後、東京に出てきて一番閉口したのは、カルキのきいた水道水でした。あの水の味と臭いには本当に閉口するとともに、田舎に育ったことにたいへん感謝しました。そして思ったのは、東京の人は味音痴が多いということでした。

最近、東京でも美味しい水とかお米に関心を示すようになってきましたが、水や米は少し場所が違った所で採れただけでも味がまったく違います。同じ山で飲む水でも、場所によって味が違うのです。フランスのロマネコンティというワインは、畑の中の畔1本の違いや毎年の気候の変化によっても味が違うようで、それぐらい味というのは微妙です。

ハイジャックに2度も遭遇したことは前述したとおりですが、遭いたくても遭遇できるものではなく、偶然の出会いです。友人や知り合いから、「貴重な体験をなさいましたね」などと、なぐさめとも同情ともつかないことを言われることがあります。かわいそうとも言いようがなくて、そんな言い方をするのでしょう。

インドのボンベイを過ぎてハイジャックされた時、機内の温度はどんどん上昇しました。食べものもなく、水もなかったのです。前の座席に座っていた客が犯人にわからないように座椅子の間からそっと紙コップに入った液体を渡してくれました。親切に水をくれたと思って一気に飲み干したところ、それは「ジン」でした。

すぐに心臓の鼓動がけたたましく打ちました。私には死ぬ思いでした。しかも、赤軍に見つかったらどうしようかと緊張していたために、かえって喉がからからになってしまいました。

ダッカに飛行機が着陸してエンジンが止まると、機内の温度調節ができず、高温・高湿度のなかで12時間も少量の水しか飲めませんでした。水は配給制で、1日にコップ3～4杯の生活でした。それも紙コップに半分ほどをスチュワーデスが注いでくれるだけです。紙コップも制限があり、持っていないと大変でした。紙コップも小さくなり、それでも1杯は1杯でした。

日頃あまり気にしていなかった水ですが、そのありがたさをこの時ほど味わったことはありません。与えられた水は、高価なブランデーでも飲む様に、ちびりちびりと味わって飲んでいました。

ハイジャックされている機内に、コレラの疑いのある患者が発生しました。狭い機内では水もなく、消毒する薬品もないので、機内にあったナポレオンなどの高級ブランデーを使って乗客の手洗いに使いました。患者が使ったトイレも高級ウイスキーやブランデーで消毒しました。後日、このことを新聞で読んだ知り合いが、「高級なお酒を、もったいないことをしましたね」と言っていましたが、お酒を飲まない私にとっては、もったいないという思いはまったくしませんでした。

134時間ぶりになんとかハイジャックから解放されたときは、アルジェ空港内で人質仲間と乾杯をしました。その様子がたまたま日本のテレビに放送されたらしく、日本に帰ってから、私が下戸であることを知っている友人が言いました。

「アルジェで人質から解放されたとき、嬉しそうにみんなとシャンパンで乾杯していましたね」と。実はあれはオレンジジュースだったのです。あれがもしシャンパンだったら、私は空港で確実にダウンしていたでしょう。

私がお酒を飲んで気分が悪くなったり動悸がするのは、アルコールを分解したときに生じるアセトアルデヒドが及ぼす作用です。これを分解する酵素のアルデヒド脱水素酵素（ALDH）2型は遺伝的なもので、私は生まれつきこの酵素の活性が弱いのです。

この酵素は大きく3つに分けられます。「全欠乏型」、「欠乏型」、「普通型」です。日本人は全欠乏型が5％、欠乏型が45％、普通型が50％です。欧米人の多くは「普通型」です。日本では、近畿地方、中部地方には全欠乏型のALDH2型遺伝子の人が多く、すなわち下戸の遺伝子を持つ人が多く認められますが、一方、東北、南九州、南四国などには少ないと言われています。実際にこの地方では酒の消費量も多いそうです。

アルコールは、ストレス解消とかコミュニケーションの潤滑油になるだけではなく、適度な飲酒は身体にもいい影響をもたらします。メタボリック症候群による合併症としての動脈硬化を改善する効果があるのです。

米ハーバード大学の研究では、生活習慣で喫煙、成人期の肥満、運動不足、飲酒習慣ががん発生の要因の3分の2になると報告されています。世界保健機構でもアルコールは口腔、咽頭、食道、肝臓、乳房、大腸の発がん物質として認定されています。

がんになりにくい飲み方は、できるだけ濃度は薄めて10％程度に下げて、決してストレートで飲まないこと。量については、1日50gを超えると乳がんの発がんリスクが1・5倍、大腸がんが1・4倍になるといわれています

アルコールには不安やゆううつな気分を和らげる効果がありますが、酔いから覚めると飲む前よりも落ち込んでしまう傾向があります。日本では1年間に2万人を超える自殺者がありますが、そのうち3人に1人からアルコールが検出されています。

酒に強いと思っている人は日頃の注意が必要です。酒の量が多いと身体を壊しやすく、特に肝臓や膵臓などの臓器が酒にやられるからです。

肥満は生活習慣病の温床

わが国の肥満者の数は急増しています。特に男性では1976年から2008年までの30年間で約15%から30%へと倍増しました。肥満は、エネルギー消費量に対して摂取量が過剰なことが続くことで起こります。かつて、狩猟採集時代の人間は、過酷な自然環境の中で生きていました。その時代は、次にいつ獲物がとれるか、その機会がいつあるかがわからないような生活でしたから、獲物を効率よく体内に脂肪として蓄えるのが生き残るた

めの条件でした。

カロリーを摂取し貯蔵するこのような仕組みが、現在までわれわれの身体に受け継がれてきているのです。ところが、「飽食の時代」になって必要以上の食べ物を摂取するようになり、その結果、それを体内にそのまま蓄えてしまうことで「肥満」という現象が起こり、それがいまでは大きな問題になっています。

肥満というのは体重が重いということではなく、身体に脂肪がたくさんついている状態を指しています。体脂肪がつけば体重が増加しますが、運動をよくして体を鍛えている人は筋肉が多いので、体重が重くても肥満ではありません。お相撲さんがそうですね。

肥満度というのは、今の体重が標準体重に対して何％にあたるかを割り出す計算式です。ＢＭＩ（ＢＯＤＹ ＭＡＳＳ ＩＮＤＥＸ）という体格指数がありますが、これは「体重÷身長÷身長」から算出されるもので、体重はkg、身長はmとして計算します。

数値的にはＢＭＩが25以上であれば肥満と判定されています。日本で肥満と判定される人は、国民・栄養調査（平成27年）によれば、男性は29・5％、女性は19・2％でした。

男性は30～40歳代、女性は40歳以降に肥満者が増加します。肥満に原因する疾患があれば肥満症と診断されます。体重や外見が普通でも、身体の中に脂肪がたくさんついていることを「隠れ肥満」と言います。これは中高年の男性や若い女性に多いと言われています。肥満かどうかは体重だけでは判らないのです。

最近は身体の中身、いわゆる体脂肪率を測る器械があり、その器械に乗るだけで測定できます。かかとを合わせて器械に乗ると両足の裏から電気が流れこの人の電気抵抗を測定します。男性はだいたい体重の15~20%ぐらいが脂肪で、女性は20~25%が普通です。

日本人は、第2次世界大戦後の経済発展によって過食となり、特に脂肪の多い欧米の食事や、運動不足によって肥満者数が急増しました。従来の低栄養、高活動の生活から、高栄養、低活動のライフスタイルになってきたのです。その結果、肥満者が増加し、それに伴って数々の生活習慣病が増え、睡眠時無呼吸症候群・変形性関節症などの多彩な疾患の発症にもつながりました。

肥満になると血圧が上昇し、動脈硬化性疾患(心筋梗塞、狭心症、脳梗塞)の危険性が高くなり、尿糖も出るようになります。高血圧、糖尿病、高尿酸血症、非アルコール性肝疾患なども肥満をベースに発症します。肥満はまさに「生活習慣病の温床」と言えます。

さらに脂肪細胞、特に内臓脂肪がアデポサイトカインを異常発生させるため、それが直接、動脈の内皮細胞に作用して動脈硬化を促進することが明らかになりました。脂肪の蓄積、特に内皮細胞への蓄積がメタボリックシンドロームを起こします。

肥満度30％を越えている人は、正常な人と比べると、がんの発生率が高くなります。女性では子宮がんや卵巣がん、乳がん、胆嚢がん。男性では大腸がん、前立腺がんが特に増えてきます。また糖尿病の人で、肥満度の高い人は正常の人より10年短命となり、腎臓の障害では5倍、心臓病では2倍の死亡率になっています。

「短命でもいい、太く短い人生を生きるのだ」、と粋がっている人がいるとしたら、そのような考え方は改めた方がいいでしょう。肥満を引き金にして、若くして生活習慣病になり、多くの障害を持って生きても、医療費がかかり元気な短命というわけにはいかないのです。

肥満は食べ過ぎのほか、偏食や不規則な食事、夜の遅い食事、ダイエットエラーによっても起こります。たくさん食べないのに太ると嘆いている人がいますが、そういう人は遺伝性素因もありますが、まとめ食い、早食い、夜遅く食べるなど摂取パターンに異常があるはずです。

肥満を防ぐには、3食を規則正しく、栄養バランスのとれたものをしっかり食べ、有酸素運動、例えばウォーキング、ジョギング、スイミングなどによって酸素を体内に取り込み全身運動を行うことです。適度に身体を動かして消費を促し、うまく循環をつくることにつきます。

定期的に運動をし、太りにくい身体にすることも重要です。代謝改善効果は2~3日で消失しますから、少なくとも週3日ぐらいは運動をすることです。筋力の向上や増強を目的とするような運動も取り入れるといいでしょう。

肥満解消のために1回マラソンをしたとしても、体脂肪の減少は僅か150㎎で、体内のグリコーゲンが250㎎ほど減少するだけです。体脂肪1㎏にはおよそ7200㎉のエネルギーが蓄えられています。オリンピックでマラソンを走りますが、42・195㎞を2時間半で走ると、だいたい2400㎉の消費です。ですから、体脂肪1㎏のもつエネルギーはマラソン3回分です。マラソンをすれば体重が3、4㎏減ります。しかしその大部分は水が抜けただけです。

マラソンで体重を1㎏減らそうとするならば、3回もマラソンを走らないと脂肪は減らないのです。また、ダイエットということでジョギングをする人がいますが、体脂肪が燃えるのはごくわずかです。運動だけで体脂肪を減らすのは至難の業と言えます。

体脂肪を減らすには、食事が主で、運動が従です。民間のいろいろなダイエットは過激で危険です。一気に激しいスポーツをすると、脂肪よりもグリコーゲンが消費されるからです。痩せようと思って無理をしないことです。運動は楽しみながらニコニコペースでやるのがお勧めです。

1か月1kg減量するには、1日300kcal少ない食事をすることです。ただし、減量中も筋肉の維持に必要なアミノ酸は大切ですから、これを補うタンパク質の摂取が必要です。タンパク質が少ないと筋肉量が減少し、筋力や身体機能が低下するサルコペニアという現象になりやすくなりますから、肉などのタンパク質を摂取し、さらにビタミンやミネラル不足を起こさないように注意をすることです。

日本酒1合、ビール中ビン1本、水割りダブル1杯は、茶碗1杯の御飯と同じカロリーで約200kcalのエネルギー量となります。ビール中ビンを3本飲めば、もうそれだけで600kcalになり、1日の必要エネルギー量1800kcalの約3分の1を摂取したことになります。

酒はエンプティカロリーと呼ばれています。それは、酒にはカロリーがあっても、栄養素としてのタンパク質、脂質、ビタミン類、ミネラル類、食物繊維などがほとんどないからです。したがって、他の栄養素をバランスよく摂ろうとすると、1日の食事の摂取カロリーが多くなってしまいます。しかも酒には食欲増進作用もあります。

減量の柱は食事療法ですが、まず1週間分の食事内容と歩いた歩数を記録することです。食事療法を始めるとひもじさを感じますが、その対策としては、食べはじめに生野菜（キャベツ、ダイコン、ニンジン）を大量に摂ることです。

糖尿病、脂質異常症、高血圧などは、脂肪細胞からのアデポサイトカインの過剰分泌が原因と考えられますが、体重の減量を3％行っただけで改善が認められます。10～15％の減量ではほとんど改善すると、5000人を超える肥満患者の診療にあたった京都市立病院の吉田俊秀部長が述べています。


肥満と寿命との関係で言えば、外国人の音楽関係者ではオペラ歌手の男性の平均寿命は65・9歳です。プラシド・ドミンゴは78歳、ルチアーノ・パバロッティは71歳でした。女性のオペラ歌手の平均寿命は71・3歳です。有名な指揮者ストコフスキーは95歳、トスカニーニは89歳、ブルーノ・ワルターは95歳、カラヤンは81歳で亡くなっています。

オペラ歌手より指揮者のほうが寿命の長い理由は、指揮者はやせた人が多いのにくらべて、オペラ歌手は肥満の人が多いからです。

東北大学の公衆衛生教室の辻一郎教授は、宮城県大崎保健所管内の住民を対象とした調査で、運動習慣の乏しい人の医療費が、1日60分以上の運動習慣のある人よりも32％多いことを示し、医療費の節減に対する大きなヒントを与えています。

さらに1日3食をしっかり守り、ゆっくりと噛んで食べることが大切です。毎朝体重を計ってベストの体重を維持し、かつ安定していること、これが健康のバロメーターです。入浴前や朝起きた時など、決めた時間に体重を計って管理をしましょう。肥満解消による生活習慣病の予防効果は大きいのです。

日本をはじめとするアジア諸国では、太っている人、特に男性に対しては「恰幅がいい」「貫禄がある」などと、肥満には寛容な傾向があります。欧米、特にアメリカの文化では肥満にはネガティブなイメージがあります。

経済的に貧しい国では、十分な食料が手に入るお金持ちほど肥満者が多かったために、肥満は富の象徴でした。しかし、経済的に豊かな国では貧しい層でも食料を簡単に手に入れることができるため、肥満は不健康な習慣を変えることができない意志の弱さを表しています。

ご飯食とファストフード食を比較した、次のようなデータがあります。平均の食事時間は、前者が13分28秒に対して、後者は8分27秒と短く、また食事の時間が短いと満腹を感じるまでに時間がかかり、その分たくさん食べてしまいます。

平均摂取時間と肥満度との関係は、5%の危険率で負の相関を認めた研究があります。早食いと肥満との関係について咀嚼回数を比較すると、前者は1019回、後者は562回で、ファストフードはご飯食の約半分の回数でした。

食生活の欧米化に伴い、日本人の食物繊維の摂取量が低下し、さらに早食いや噛む回数の減少が見られます。健康のためにも肥満抑制のためにも、ゆっくりと食べ、よく噛むことが大切です。

転倒と風邪に気をつけよう

歳をとったら「転倒」には、特に注意することです。高齢者は転倒し易く、転倒すると外傷頻度は54%から70%とされ、そのうち骨折するものが6%から12%と言われています。骨折し治療のために足を動かさずにいると、そのまま歩けなくなって、寝たきり老人になりやすいのです。

大腿骨頸部骨折をした人の20％が寝たきりになっている、というデータがあります。寝たきりになると、活動範囲が狭まり脳への刺激も少なくなるため、ボケにもつながります。

転倒の原因は、加齢とともに進む運動能力の低下、身体バランスの欠如、さらには白内障による視力低下、服用薬物によるふらつきなどが考えられます。元気に歩いて下腿の筋力を高め、足腰を鍛えましょう。

また、高齢期になると骨のカルシュウム分が溶け出し、骨がスカスカになった状態、すなわち「骨粗鬆症」なるため、ちょっとした転倒でも骨折につながります。

日本人の女性の閉経の時期は50歳前後ですが、これを契機に女性ホルモンの影響で骨がどんどん減っていきます。ちょっと転んだくらいで骨折して動けなくなって、要介護状態になり、さらに自律性の喪失ともなります。「歩けない、動けなくなる」主たる原因は、高血圧で脳卒中を起こした人で、42％を占めています。

骨粗鬆症で骨量が一挙に減って、骨折を起こし動けなくなることが多いのです。さらに糖尿病の管理不足によって足の壊疽を起こして切断ということもあります。

カルシュウムをたっぷり摂って、骨を丈夫にしておきましょう。また、太陽の光はビタミンDの最良の供給源で、骨を強くし骨折を予防します。そのためには1日に20分の日照が必要です。

食事からのカルシュウム摂取で一番いいのは牛乳です。丈夫な足を持つアフリカのケニア北部とタンザニア南部に住む人口25万人のマサイ族は、1日に3～10ℓの「牛乳」を飲むそうです。彼等は日常では牛の話しかしないということを聞いたことがあります。

風邪にも気をつけたいものです。風邪は最もかかりやすい疾患で、しかも万病のもとといわれるほど様々な病気の引き金になります。肺炎や気管支炎などの合併症を引き起こし、死に至ることもあります。

高齢者の風邪は回復も遅く、日常生活の快適性が損なわれます。体調を崩して休んでいるうちに、そのまま寝たきりになる人も多いのです。たかが風邪と侮るなかれ、なのです。

呼吸器疾患としての肺炎は、超高齢社会を反映してわが国の死因の第3位です。高齢者の肺炎のほとんどが誤嚥性肺炎です。抗菌薬治療には限界がありますが、それに加えて摂食・嚥下リハビリテーションや口腔ケア等の包括的な治療介入・ケアを並行して行う必要があります。予防が重要です。

生涯現役の考えを持つ

歌手、画家、小説家、指揮者、演奏家、僧侶、政治家など、いわゆる自由業の人は元気で長生きです。日常の生活に切れ目がなく、気持ちを若く保っているからではないでしょうか。サラリーマンは、自分の意思とは関係なく定年で仕事を辞めることになり、毎日やることがなくてダラダラと過ごし、気持ちに張りがなくなってしまいます。友達もなく趣味もなく、ひたすら仕事だけに生きてきた人は困惑するはずです。

大切なことは、生涯現役で過ごすという考え方をもつことです。サラリーマンも第２の人生で何をやるかを、早く考えておくことです。働くといっても、お金になる仕事でなければならないわけではありません。ボランティアに参加して社会とつながりを持ったり、自分の趣味を持ち積極的に行動することもいいでしょう。若い時から老後のことを考え、定年後の20年余りをどう生きるか、という人生設計をしておくことです。

江戸時代には、第2の人生で良い仕事をした人がたくさんいます。貝原益軒は84歳で60部２７０巻の『養生訓』を書きました。伊能忠敬は50歳で隠居すると天文・暦学を学び、56歳より日本地図の作成にとりかかり全国を旅しました。関寛斎は幕末の蘭学医ですが、70

歳を越えてから北海道に入植し、開拓の祖として尊敬を集めたのです。

タバコ

タバコには70種類以上の発がん物質が含まれていると言われています。タバコを吸う男性は吸わない人に比べて肺がんで死亡する危険性が4・8倍との研究結果もあります。世界保健機関の統計（2006年）を見ると、日本人の喫煙率は男性33・7％、女性10・6％で、欧米各国に比べて男性は喫煙率が高く、女性は低い傾向が見られます。男性の喫煙率は、30年近くほぼ同じです。

タバコを吸う人は早く老けると言われています。名古屋大学老年科で①毛髪量や顔のしわ、②血圧、視力、③握力、閉眼片足立ちなどを調査した結果、機能別年齢と実年齢を比較したところ、喫煙者は非喫煙者に比較して外見上では10％、生理機能や運動機能で5％、老けこみが早いことがわかりました。

さらに中高年の高血圧者がタバコを1日10本以上吸っている例では、非喫煙者と比較して冠状動脈硬化症の危険が4・6倍もあると言われています。ニコチンによるノルエピネフリン効果、つまり血圧・血糖上昇や、一酸化炭素による血液運搬能力の低下、善玉コレステロールの低下とプラスミノーゲンの増加による悪影響が考えられます。喫煙は冠動脈疾患や脳卒中のリスクを増加させます。

本数を減らせばリスクが低下するという人がいますが、1日1本の喫煙による冠動脈疾患・脳卒中のリスクは予想以上に大きく、1日20本の喫煙によって増加するリスクの約半分に及びます。

タバコのパッケージには「吸い過ぎに注意しましょう」と書いてあります。では、吸い過ぎというのは何本のことなのでしょうか。タバコを吸う人が吸わない人に比べて2倍肺がんになりやすくなるその本数は、1日1本だそうです。それでも吸い過ぎなのです。さらに問題なのは、「受動喫煙」といって吸わない人にも影響を与えることです。

動脈疾患では安全レベルの喫煙は存在しないという報告がありました。冠動脈疾患や脳卒中のリスクを低減するためには、喫煙本数を減らすのではなくて完全な禁煙を目指さないといけないのです。

くよくよしないで、あっけらかんと明るい気分で

日常生活では無理をせず、くよくよしないで、あっけらかんと明るい気分で生きることも大切です。高齢者は病気に対する抵抗力が弱いので、無理をしないで、少し疲れたと思ったら休むこと。その意味ではあまりプライドの高くない人の方が生き易いかもしれません。孤独から自分を守るために友達を大切にし、いつも楽しく過ごすことを心がけましょう。何もしないでゴロゴロしていてはいけません。

健康で長生きすることは、昔から長い間の人間の夢でした。その秘訣は遺伝子にはよらないようです。なぜなら加齢とともに遺伝子の影響は低下し、逆に肥満、高血圧、高脂血症などの環境因子となる生活習慣の影響が大きいからです。

前述したように、かつて沖縄県は全国一の長寿県でしたが、現在は男性も女性も首位の座を追われました。短命化の原因は成長期の生活習慣の変化と考えられ、長寿は生まれつきの素因よりも生活習慣によるとする証拠ともなっています。

おわりに

厚生労働省が、従来「成人病」（1954年）と称していたものを「生活習慣病」に改めると発表したのは1996年のことです。成人病が成人だけに限らず、広い年齢層にわたって発症しうることや、その原因が毎日の生活習慣によるところが大きいということがわかってきたからです。

日本の高齢人口は増加の一途をたどっています。国連は65歳以上の人口の割合が7％を超える国を「高齢化社会」とし、14％を超えると「高齢社会」としています。フランスは7％から14％になるのに115年、スウェーデンは85年、イギリスでも45年かかったのに対して、日本はたった24年という早さでした。

高齢者の増加は、寝たきりや介護を要するものや痴呆者の増加を意味し、年金制度や介護体制、医療費の増大などの問題が生じます。現在、前期高齢者で要介護認定されている人は3％ですが、後期高齢者になると23％と急に跳ね上がるのです。高齢者が高齢者を介護する「老老介護」は、75歳以上になると自宅介護の3割を占めるようになるのです。

このままでは、介護費用でこの国は破綻します。さらに膨大に膨らむことが予測される医療費をどうするかも問題となります。

ＡＤＬ（Activities of Daily Living＝日常生活動作）とは食事、排泄、入浴などの基本的な生活活動や生活機能の自立を意味するものです。超高齢社会を健全に生き抜くためにはＡＤＬの水準を高く保つ必要があり、加齢に伴う身体の諸機能の低下を抑えることが課題となってきます。高齢期においても健康づくりが必要なのです。仕事だけではなく余暇を有意義に過ごすためにＱＯＬ（Quality of life＝生活の質）の向上を図り、体力の保持増進が求められています。

健康の維持・増進を考える際に、疾病の治療という次元ではなく疾病を積極的に予防する対策として、健康を支える身体機能の強化や食生活の改善、ストレス耐性の強化、適度の休養の確保、並びに社会環境などが必要不可欠になってきます。

人生で最も大切なことは、自分の健康です。歳をとってから始める健康管理ではなく、若いときから健康に十分に気をつけることです。では健康で元気に過ごすにはどうすればいいのでしょうか。それには、人間の身体は老化するという認識を持ち、絶えず若いうちから健康に気配りをし、健康を意識した生活を送ることです。

自分の人生は一度しかありません。日頃から今日一日一日の健康に気配りをしてください。そして、楽しい人生を送りましょう。

参考文献

「奴奈川姫」賛歌　土田孝雄（奴奈川姫の郷を作る会）
健康の本　村山正博　大野誠（三菱養和会）
余生堂々　松木康夫（祥伝社）
老後―安心できる老後を考える　東京新聞編
長寿へのからだづくり　小野三嗣（社会保険出版社）
健康をもとめて　老年期　小野三嗣（不味堂新書）
老化はふせげる！　マーカス・バック（三笠書房）
高齢化社会　吉田寿三郎（講談社現代新書）
高齢化社会を生きる　黒田俊夫（東洋経済）
二一世紀の社会と健康　難病医学研究財団
誰でも百三十歳まで生きられる　三橋一夫（エール出版社）
新しい健康づくり　波多野義郎（ＹＭＣＡ出版）
健康こそ万病の妙薬　石原結実（イシハラクリニック出版部）
こちら健康医学科　池田義雄（協和企画）
高齢者の健康づくり　竹島伸也 他（メディカルレビュー社）
医療の限界　小松秀樹（新潮新書）
世界が認めた和食の知恵　持田綱一郎（新潮新書）
少子・高齢社会の社会福祉　田代菊雄 他（光文社）

穂苅正臣（ほかり まさおみ）
昭和9（1934）年、新潟県糸魚川で生まれる。昭和29年慈恵会医科大学入学後、慈恵医大の内科で医局生活。昭和48年から日本航空の勤務医を60歳定年まで勤め、その後、三菱養和会スポーツクラブに勤務。平成25年からアムス丸の内パレスビルクリニック院長、平成30年に引退し、現在は友人の病院で週一回診察勤務。ゴルフ、麻雀、車の運転は今でも欠かさず。

わが「医」を得たり
ハイジャックから健康づくりまで

2018年10月20日　初版第1刷

著　者　穂苅正臣
発行人　中井健人
発行所　株式会社ウェイツ
〒160-0006
東京都新宿区舟町11番地
松川ビル2階
電　話　03-3351-1874
FAX　03-3351-1974
http://www.wayts.net/
装　幀　赤穂有実子
レイアウト　飯田慈子
印　刷　株式会社シナノパブリッシングプレス

ISBN978-4-904979-26-6　C0095